AQUARIUS

AQUARIUS

AQUARIUS

AQUARIUS

Catcher

一如《麥田捕手》的主角，
我們站在危險的崖邊，
抓住每一個跑向懸崖的孩子。
Catcher，是對孩子的一生守護。

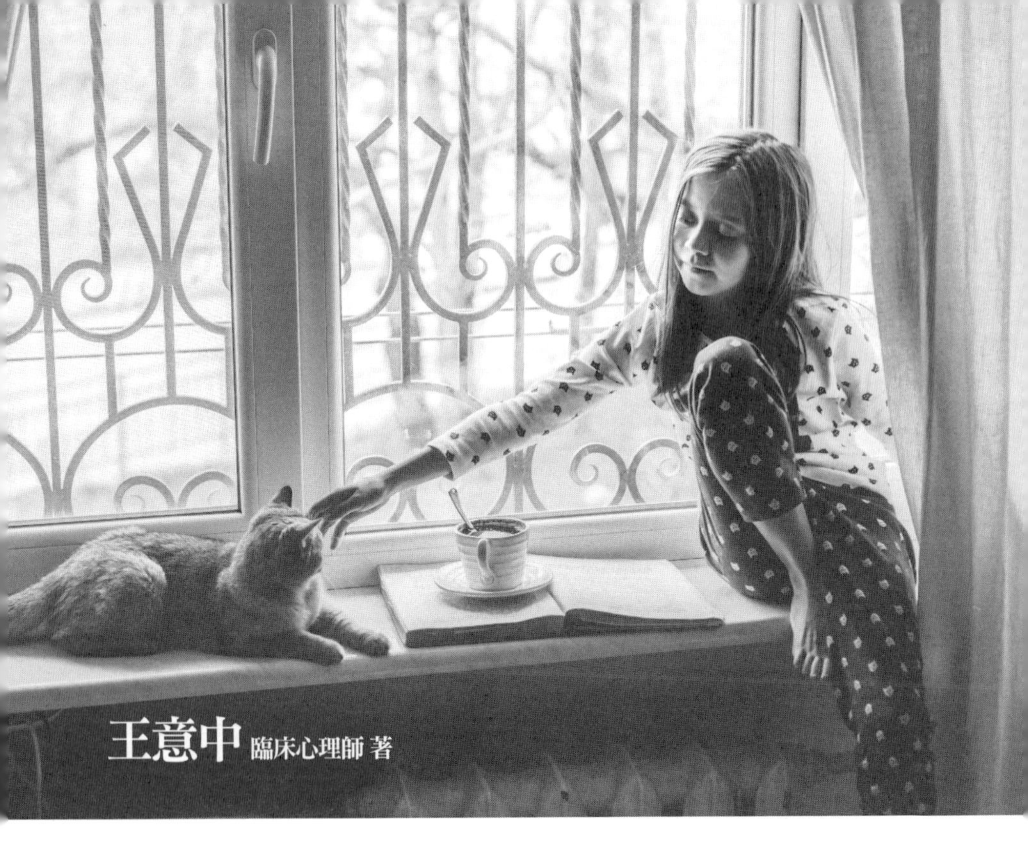

王意中 臨床心理師 著

選擇性緘默症

不說話的孩子

【寫在前面】我為選擇性緘默症寫的一本書

我不曉得，我還有沒有那個勇氣，再等個五年，只為了聽到「再見」這兩個字。

然而，當這兩個字從女孩的口中說出來時，我一時很難形容當下的心情，直到現在，依然很是複雜。

或許是這五年來，在每一次的諮商過程中，隨著時間的流逝，她的聲音依然沒有在我的耳畔浮現。這是一種重大的挫敗感，無論是對孩子，或是對陪伴孩子的我而言。

在這五年中，我不斷地拋出許多的自我疑問，「為什麼這孩子在我面前就是不開口？到底問題的環節出在哪裡？」我猜不透，也找不到答案。

然而，諮商關係終究有結束的時候。

「今天是我們最後一次見面，如果可以的話，我們就用再見兩個字，作為結束。」事實上，當我告訴眼前女孩這句話，說完之後，我沒有任何的期待，也不敢指望從她的口中聽到任何的字句。

如同以往，五年來，在整個諮商過程中，無論我說了什麼話，換來的就是眼前孩子的一片寂靜。我聽到的，依然是我自己的聲音。

一切就要結束了。如同自己原先所預期的，這女孩是不會在你面前說話的。和孩子的諮商時間已經到了，是該結束的時候了。但說真的，我依然心有不甘，但又奈何。這不甘，倒不是為了自己，而是期待這女孩的自我突破。

就這樣，五年，完完全全沒有聽到這個女孩的聲音。但是，你卻能夠感受到，在這最後一次的諮商，女孩那一種欲言又止，一種想要從內心深處脫口而出的力量，實在令自己不想要放棄。

但已經超出了最後晤談的時間，該是結束了，一切即將歸於平靜，雖然，自己當下的心情依然起伏、波動著。與這女孩的諮商關係，即將隨著她畢業，也將告一個段落。

「再見。」女孩說話了。這五年，我僅僅聽到的兩個字。在原訂結束時間的五分鐘之後，我聽見了，來自於選擇性緘默女孩宛如天籟的聲音。

再見，期待孩子聲音，再現。

我為什麼要寫這本書？

當孩子在班上不說話，回到家裡，並不會主動告知爸媽自己在教室裡的緘默問題。在這種情況下，當班級老師也沒有敏感地察覺孩子的異樣，這時，孩子在教室裡的緘默行為，很容易石沉大海而被忽略，焦慮問題就一直持續，孩子也因而受苦。

這些年來，我試著透過一篇一篇的文章，讓父母、老師、相關的助人工作者，及關注選擇性緘默症議題的朋友們，能夠敏銳地覺察、細膩地理解這一群孩子，你預期他應該開口說話的情境，例如教室，但是，孩子卻無法順利開口說話。

由於選擇性緘默症的介入，需要長期的時間，然而，目前在醫療、輔導、諮商、特教等，對於選擇性緘默症能提供的資源仍然有限，因此亟需要有一本符合在地，深入淺出、循序漸進的專業書籍，來讓關心選擇性緘默症的家長、老師，及助人工作者，隨時可作為參考、演練以及協助之用。

特別是在國內，這方面的書籍相對的匱乏。因此，我期待透過自己的文字與聲音，能讓更多人了解這群沒有聲音，總是被遺忘的選擇性緘默症孩子，也期待這些孩子的聲音能夠破繭而出。

這本書將完整的呈現，從幼兒園、小學、國中到高中職，選擇性緘默症孩子所呈現

出來的行為表象，以及探索問題存在的本質，同時，在與選緘兒互動的過程中，找到適切的班級經營、輔導與教養策略、親師溝通的合作模式，以及全面了解與選擇性緘默症有關的共病，和容易混淆的障礙與疾病。

誰適合閱讀這本書？

這本書非常值得家中以及班上有選擇性緘默症孩子的父母、普通班導師、科任老師、資源班老師、心評老師、巡迴老師、特教老師、輔導老師、臨床心理師、諮商心理師、社工師、相關治療師及兒童青少年精神科醫師等醫療人員，以及任何關心選擇性緘默症議題的朋友們，都適合閱讀。

如何運用這本書？

由於每個選擇性緘默症孩子的狀況不盡相同，因此，在閱讀這本書時，你可以依孩子的現況與實際需求，翻閱至你所需要的章節，針對書中內容，進行概念的釐清、參考、執行與演練。

非常佩服寶瓶文化亞君社長的認同、支持與出版的勇氣，讓我以選擇性緘默症為主題，寫了這一本書。就現實市場來說，這議題非常非常的小眾。然而，也就是因為如此，讓我更有了動力，完成這本書。期待長期一直被隱藏在教室角落裡沉默的孩子們，聲音重現。

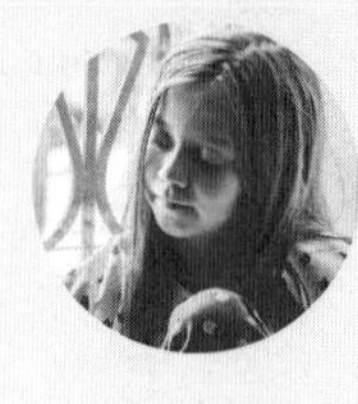

目錄

Chapter3

選擇性緘默症的輔導與教養策略

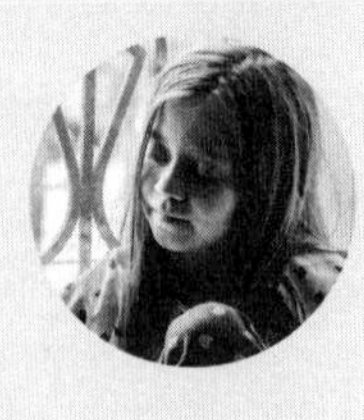

Chapter4

選擇性緘默症的親師溝通與合作

Chapter5

選擇性緘默症的共病與鑑別

目錄

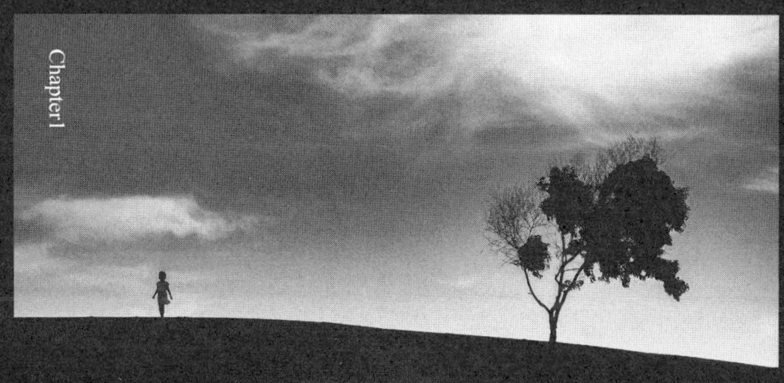

選擇性緘默症的認識與評估

遲來的理解——長期被漠視的選擇性緘默症

「我到底做錯什麼了？為什麼彤彤總是不和我說話？難道孩子這麼討厭我嗎？」珍妮老師有些自責，向主任說出自己的困惑。「我想，是否讓彤彤轉個班，或許讓其他老師來帶，對她可能會比較好一些？」

「珍妮，你也知道在幼兒園，如果孩子動不動就換班級、換老師，這真的會給我帶來很大的困擾，因為其他家長也容易有樣學樣，到那個時候，我其他事情就都不用做了，每天來處理這些事情就好了。更何況，班上其他的孩子，你不是都帶得好好的嗎？我看你們長頸鹿班，整個上課氣氛非常地歡樂，有說有笑，而且班上小朋友的家長，也都對你讚譽有加。今天只是一個小女孩不說話，你真的不需要當作一回事啊！」

珍妮老師心裡遲疑了一下。其實，主任說得也挺有道理的。只是，自己這麼多年來，在教學上，還是非常在乎孩子和自己的關係。

「主任，我是不是可以有一個小小的請求？」

「你說說看，只要我幫得上忙。」

「我想，是否讓彤彤有幾節課到別的教室裡試試？或是請其他老師來我們班上，帶幾個活動也行。」

「你這麼做的想法是……」主任有些疑惑。

「我是想……」珍妮老師說得有點吞吞吐吐，「或許，有機會讓我知道，彤彤在其他老師的班上，是否也是一樣不開口？」

「珍妮，你真的是個好老師。現在的老師只會抱怨、煩惱班上那些吵得半死，讓自己的課上不下去的孩子。哪有人還想要把安安靜靜、乖乖巧巧的孩子送出去？你啊，負責任是很好，但是，不要把所有事情都攬在自己身上。很多事情不見得都是因為你的因素。

「我想比較簡單的做法，就是請河馬班的潔西卡老師來你們班上，帶幾個活動交流交流，就當作跨班級一起上課，你也不要再想怎麼換老師、換班級。至於你想要觀察彤彤的說話，是否有所轉變。這一點，你倒是可以試試。」

珍妮稍微鬆了一口氣，也感謝主任的應允，讓自己有機會釐清自己和彤彤的關係，究竟是怎麼一回事。只是，自己也很擔心一種狀況，假如潔西卡老師來上課，卻讓彤彤輕輕鬆鬆地開口說話了，那到時，自己就真的是尷尬、難堪了。

意中心理師說選擇性緘默症

選擇性緘默症是一種發生在兒童、青少年，屬於焦慮的一種疾病，並不是單純的害羞、內向、文靜就可以解釋。關於選擇性緘默症，在生活中、校園裡，這樣的孩子依然長期被漠視。**對於許多人來說，選擇性緘默症這字眼，可能連聽都沒聽過，或存在著偏見——認為是孩子自己不說話，相信時間久了，他應該自然而然就會開口說話。**

我與選擇性緘默症的第一次接觸

十年多前，我第一次遇見選擇性緘默症孩子，只是，當年這名詞在臨床工作上很少被提及，更別說在校園裡被認識與關注。

那一天，一對父母帶著就讀幼兒園的女孩前來醫院，是經由醫師轉介過來，我準備為女孩進行智力測驗，以評估發展狀況。在施測前，我看著這女孩默默地蹲在治療室裡面，不說一句話。她的表情漠然、肢體僵硬，一動也不動。我明顯可以感受到女孩的焦慮與畏縮。

經驗法則告訴我，當下的智力測驗，女孩無法進行施測。縱使勉為其難地施測，也一定會低估女孩的表現。

我當時得知女孩在家裡說話自然，但在幼兒園卻不開口。我因此和父母先溝通，並說明需要先暫停智力測驗，而改採其他方式的理由，我也建議優先處理女孩的不說話行為。

幸運的是，當時女孩的父母對於早期療育有充分的概念，且非常地積極，對於我所設定的治療目標也欣然同意，並且對於後續建議的執行，也相當具有行動力。這些條件的組合，對女孩而言，真的是非常重要與關鍵。

然而，有些案例卻往往因為父母或老師並不認為孩子在學校不說話，有什麼問題，而疏忽了這問題的嚴重性。**讓許多緘默的孩子，錯過了早期療育介入的黃金時刻。**

但我不忍苛責這些家長與老師，因為他們對於選擇性緘默症並不了解。畢竟長期以來，這樣的診斷名稱，許多人從未聽聞過，更何況是了解。

我很希望透過自己的臨床實務工作、校園服務、書寫與演講，讓選擇性緘默症的孩子能夠受到應有的關注。

只要多一個人知道，多一個人看見，那麼，就有機會讓這些孩子在教室裡的緘默行為被合理對待。當孩子的焦慮化解了，他們自然能開口說話。

留意能力的低估現象

面對選擇性緘默症孩子，在進行相關智力測驗的評估，或是其他需要開口說話的施測時，施測者一定要有一種認知，也就是在施測過程中，我們很有可能低估了孩子實際的能力。

這一點，對於第一線實務工作者，無論是心評老師、資源班老師、治療師、心理師或醫師，都是需要具備的基本判斷。**我們必須考量的是，在施測過程中，我們所面對的孩子可能因為焦慮，而無法真正表現出自己的能力。**

較為輕微的選擇性緘默症，在施測過程中，或許在非語言的項目上，他還可以理解你的提問，並且按照時間、速度，做出應有的反應。但是，對於需要口語表達的項目，這時，很明顯地，孩子無法在第一時間做出回應，或是回應出來的內容相對簡短。

這就像是同一道測驗題目，在現場施測，你問孩子，孩子答不出來，或答得較為簡短，但是回到家，或在孩子比較自在的情境裡，他卻可以回答得非常完整。

在這種情形下，我們真正要施測的是孩子的能力，而不是測出一種因受限於他的焦慮，而被低估的能力。

因此，請自我提醒，應避免為了施測而施測。

同時，對於嚴重的選擇性緘默症，你會發現不只口語的施測很難蒐集資料，連非語言的部分，甚至於都無法順利進行。這時，你可以想像，自己硬是要蒐集的施測資料是沒有太多意義的，甚至就怕對孩子的能力造成錯誤的解釋。

因此我在書中也將會提到如何避免將選擇性緘默症與智能障礙、認知發展遲緩孩子混淆。

鳳毛麟角的關注

在我兩千多場的演講場合中，每一次的演講主題，大部分都由主辦單位決定。

而在這麼多場演講裡，主辦單位選擇討論選擇性緘默症，真的是如鳳毛麟角，少之又少。雖然有時在分享情緒行為障礙的議題中，選擇性緘默症也是其中一小部分。

因此，每當有主辦單位，機關、團體、學校提出想談論選擇性緘默症這議題時，我都是心懷感激的。因為，每多一次分享，就有機會讓現場聽眾們多一些了解，這一群長時間被遺忘在教室角落裡的孩子。

當然，演講主題可遇不可求，因此，為了讓更多人能夠更加地熟悉、了解選擇性緘默症，這也是我為什麼要寫這本書的目的之一。

解開心中的困惑

「心理師，你終於解開我十幾年以來的困惑。原本，我以為我和這個孩子的關係怎麼這麼糟糕，到底是我做錯了什麼，不然，她為什麼都不跟我開口說話。我的心裡總是有著深深的罪惡感，一直到今天，聽完這場演講，我終於了解，原來這孩子可能有選擇性緘默症的問題。雖然，這讓我心裡釋懷了許多，但是，我還是為這孩子感到心疼。」一位資深的幼兒園老師，在我演講後，對我分享著。

我想，這也是我這些年在各地進行演講的目的。我期待讓現場聽眾們多一些了解不同孩子的機會。

對於有些老師來說，以往他們面對教室裡不說話的孩子，有時會認為是否是自己做錯了什麼事，導致和這個孩子關係惡劣，讓孩子討厭自己、害怕自己，以至於不敢和自己說話。

但在釐清觀念後，未來當他們再次面對選擇性緘默症孩子，因為有了基礎的認識與概念，或許能多一些陪伴的方式、對應的技巧，不至於讓這樣的孩子，對於說話這件事更加感到害怕、畏懼、退縮，老師也不至於愈幫愈忙，適得其反。

細膩的行為分析——當懷疑孩子有選擇性緘默症

「現在的孩子真是沒規矩，見到老師也不會打招呼。」奶奶對著孫子抱怨著。

「阿俊，趕快跟老師說『老師好』。」阿俊卻把頭撇了過去。

奶奶嘆了一口氣，「你在看哪裡？說話啊，老師是要來幫你上課。」但愈是這麼講，阿俊卻更加地不做反應。

「奶奶，我們先不要勉強他。」

「不能這樣啊，小朋友就是要教。哪有人上課，不跟老師問聲好。阿俊，趕快說。你再不說，奶奶回去就不買糖果給你吃喔。」

當然，奶奶講歸講，阿俊依然不為所動。只是，讓梁老師站在阿俊以及奶奶之間，很是尷尬。

「真不知道我那媳婦平時到底怎麼教的，都已經四歲半了，竟然還是這麼沒禮貌。」

因爸媽白天上班，阿俊來診所進行早期療育課程，大多是由奶奶負責接送、陪伴。

「但是，也不能總是這樣啊。我的年紀大了，他們下班回來，總也要教啊，這是最基本的道理吧？」

奶奶總認為，阿俊這個孫子有些事情該學，卻都沒有學會，特別是開口打招呼這件事。

「奶奶，我們就先上課。阿俊，如果你想要玩什麼，自己就到玩具區拿喔，老師先跟奶奶說說話。」

這時，阿俊步伐輕輕地，眼神也沒看梁老師，就走向玩具區，伸手想要拿架上的遙控汽車。

「你這孩子怎麼這樣？拿東西要先問過老師啊！」阿俊的手立刻縮了回去。

「奶奶，不用、不用，我剛才有跟阿俊講，這裡的玩具，他都可以自己拿，自己玩。」

對於梁老師來說，她希望透過阿俊主動拿取一些玩具、教材，以進一步的了解阿俊的興趣、喜好與能力。當然，也包括開口說話這件事。

「不能這樣！一點規矩都沒有。」除了禮貌之外，遵守規矩這件事，奶奶可是非常地堅持。

奶奶的這一句話，讓阿俊整個臉垮了下來。他動也不動，就站在玩具櫃旁邊。「阿俊，想玩就自己去拿，沒關係。」但無論梁老師怎麼講，阿俊就是不玩了，不動了。

依往例，這種緘默不動的狀況，會持續很長一段時間。

面對阿俊長時間的不說話，甚至於在一些非語言的表現上，他總是顯得畏縮、情緒壓抑，梁老師因此很想釐清阿俊是否有選擇性緘默症的問題。

只是，在過程中，奶奶不斷地介入，讓梁老師很是頭痛，不知該如何是好。

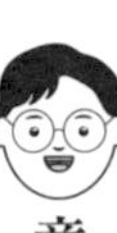

意中心理師說選擇性緘默症

有些孩子很敏感於自己的聲音被周遭的人聽見，無論是身旁較為陌生或不熟悉的人，或是已經相處一段時間的老師或同學。他們突然不說話，或把音量壓低，或就躲在爸媽後面，或只肯在爸媽耳朵旁輕聲細語。

他們很容易自我預設，認為聲音被聽見是一件很糟糕或可怕的事。所以為了避免讓孩子的注意力，過度聚焦在需要開口說話，以及被聽見這件事情上。情境愈是自然，就愈容易誘發孩子開口說話。

當孩子在課堂上持續緘默，沒有開口，此時，老師就盡量避免單獨問孩子，或要求他站起來回應問題，以減少他在教室裡出現困窘及尷尬的狀況，而更強化他的緘默反應。

行為分析的細膩必要

為了釐清孩子的說話行為，在進行過程中，需要保持很細微的調整，例如改變與孩子互動的模式，或改變說話現場的情境安排，才能確實掌握孩子的狀況。

現在，我以學齡前幼兒在爸媽陪同下，第一次和心理師接觸，舉例說明如下。

對於陌生情境的反應

孩子來到陌生的心理治療所，第一次遇見陌生的大人（心理師）。請爸爸和孩子先在遊戲室（空間一），關起門來，邊玩邊說話（孩子在家，說話沒問題）。這時，我在遊戲室外的晤談區（空間二）與媽媽進行訪談。

訪談中，除了蒐集、確認孩子在家裡的說話表現外，我會同步仔細聆聽，判斷孩子在遊戲室內，說話的音量、語言的表達內容，是否和同年齡孩子相吻合。這部分，如果受限於隔音效果，或孩子說話音量太小，無法判讀，可在之後再與爸媽訪談確認。

情境微調，觀察變化

接下來，試著請媽媽很自然地進入遊戲室，和孩子寒暄、互動，隨後離開遊戲室，不把門帶上（改變情境），再回到晤談區和心理師繼續對話。

這時，觀察孩子是否有意識到門是開著，怕自己的聲音傳出去，被陌生的心理師聽見。在門開啟的情況下，有助於我更清楚判斷孩子說話的語彙、詞句與音量等訊息。

當然，有些孩子會再把遊戲室的門關上，以維持說話時的安全感。在這種情況下，我會再請媽媽重複上述動作，或提醒爸爸將門打開。

壓力源的再加碼

隨後，我很自然地走進遊戲室，假裝是要整理、擺放玩具，或是準備拿取一些玩具。我的介入，對於孩子來說，是一種壓力源的再加碼。我進去的目的，在於觀察孩子對於心理師的出現，是否會特別注意，顯現出焦慮或緘默反應。

過程中，我先不主動與小朋友打招呼，但這時，我會仔細留意孩子的說話是否停止，或音量是否有明顯降低。

維持原有的活動

當心理師進入遊戲室時，這時，爸爸最適切的做法是，繼續自然地和孩子玩，維持先前與孩子的對話或互動，不需要刻意和心理師打招呼，或僅以微笑或點頭回應，以避免孩子將注意力過度轉移，並聚焦在陌生的心理師身上，而增加他的焦慮。

留意敏感字眼

當心理師進入遊戲室之後，爸爸最忌諱做出的反應，是對著孩子開口說：「老師進來了喔。」「老師要來收玩具了。」「老師不讓你玩了。」「你要和老師打招呼。」「你要問老師，我可不可以玩？」爸爸如果這麼做，很容易造成反效果，讓孩子又把注意力拉回到聲音不能被陌生人聽見的情況裡。

如果爸爸做出了這些反應，我會選擇快速離開遊戲室。離開之後，我會持續觀察孩子的反應，例如是否又把門再度關上，或不再出現聲音。

系統減除孩子的敏感

如果孩子把門關上，這時，我會再請媽媽重複進行上述步驟。同時，請媽媽暗示爸爸，當心理師再度進行相同介入時，爸爸可以保持微笑，繼續和孩子互動。

這個步驟，我會採取漸進的方式反覆進行，以有系統的方式，降低孩子對於陌生人出現在現場說話的敏感與焦慮。

不強迫孩子反應

當課程結束，準備離開前，我會提醒家長一件事：我會主動和孩子說再見，但請不要要求孩子，一定得跟心理師說再見。有些孩子會選擇以微笑、揮手、點頭或眼神注視回應。

提醒自己，孩子不說話，並不等同於不禮貌。孩子初次遇見陌生大人不說話，也不等同於是選擇性緘默。

在很自然和孩子說再見的情況下，讓我有機會觀察孩子後續的反應。

教室裡的行為觀察

面對教室裡不說話的小朋友，老師又該如何進行觀察與判斷。

首先，請留意這孩子不開口，是否只出現在自己的課堂上，或是普遍出現在每節課堂上？是否只在特定老師的課堂上才出現緘默的現象？

確認孩子在教室裡，是否和其他小朋友說話？如果有，說話的音量是否足以讓第三者聽見？或對於聆聽的同學來說，音量的大小是否適當？並留意孩子說話的內容是否局限在特定範圍，或多數時間傾向被動聆聽？

面對班上不說話的孩子，老師在教學上可以先試著以全班同學朗讀的方式，仔細觀察與注意該孩子是否和同學一樣進行朗讀，或僅是張口，但是沒有發出聲音。

留意這孩子在教室裡，情緒是否自在？這些觀察，可以從孩子的眼神、表情、肢體、動作是否呈現出放鬆的模樣來判斷。

當老師下達指令之後，觀察孩子是否立即做出回應。當然，有些孩子可以在行動上配合。但是，他依然保持緘默，不開口。

如果老師發現，這孩子在全班的朗讀中保持緘默。同時，在教室裡，也很少聽見他的說話聲音，且在非語言的部分，明顯顯現出焦慮反應。這時，我們需要仔細留意，在教室裡開口說話這件事，對於孩子來說，是否成為他明顯的壓力源。

非必要，少用激將法

先聲明，以下的做法存在著風險，除非你非常有把握眼前的孩子確實沒有選擇性緘默症的問題。不然，請勿使用激將法，以免造成關係的危害。

在校園諮商服務中，校內轉介了一位國中女生，請我協助判斷該生是否有選擇性緘默症的問題。

當時，我閱讀了相關轉介資料，並與孩子互動了一段時間，但在這段時間裡，孩子依然維持沉默不語。

為了打破僵局，我在白板上畫了一個山洞。山洞裡，躲了一隻兔子，但由於我的繪畫能力相當弱，這隻兔子怎麼看都不像，我乾脆就在兔子旁邊畫個箭頭，旁邊註明「這是兔子」。

接著，我向這位女同學說明：「有一種病，叫做兔子病，什麼是兔子病呢？兔子很敏感，但牠其實有聲音，只是大多數的人都不知道。當你太過於靠近兔子，或要求兔子時，兔子會明顯地畏縮，躲到山洞裡，而你現在的緘默，就像兔子病一樣。」

我還是提醒你，**面對選擇性緘默孩子，請勿任意隱喻。**但在我當時的想法裡，選擇性緘默症孩子的特質，和兔子的敏感反應，是相當類似的。

當然，你可能很納悶，「心理師，你為什麼劈頭就這麼跟孩子開起玩笑來？難道你不擔心惹對方生氣，破壞了彼此的關係？」

事實上，我會這麼說，主要的假設在於，在和這位女學生互動的過程中，依我的經驗判斷，以及所有的訊息顯示，這孩子並無選擇性緘默症的傾向。因此，我刻意在對話中，告訴這孩子，她得了兔子病。主要的目的，在於激她開口。

果然，如同我所預期的，這位女同學隨後生氣地脫口大聲回擊：「我哪有什麼兔子病？你才有兔子病！」

當她大聲且氣呼呼地說出來，那時，對於還不成熟的我自己，其實心裡洋洋得意。

但如同我所預期的，這孩子後來確定不是選擇性緘默症。

請讓我再次提醒你，**面對選擇性緘默症孩子，非必要，請不要使用激將法，或過度對孩子開玩笑，以免造成反效果，讓彼此的關係，距離更加遙遠、惡化。**

在這次之後，兔子病的隱喻，就很少再出現了。

目標設定與執行——焦慮與緘默的行為調整

「所有的小朋友，現在都到走廊上集合。」江老師一聲令下，所有的同學們迅速將桌面上的課本、文具收進抽屜或書包裡，並且將椅子靠好，往教室外移動。

這時，卻發現翠玉一個人坐在位置上，她沒有任何的動靜。

「沈翠玉，動作快，到外面集合，我們待會兒要到體育館聽演講，動作快。」江老師邊說邊往教室外走了過去，準備將門帶上。

「不會吧，你別再鬧了，演講已經快開始了，我沒有時間和你在這邊瞎攪和，動作快。」江老師有些不耐的催促著。

翠玉緩緩站了起來，她將桌上的課本慢慢地放進書包。

「你的課本就別再收了，現在直接到外面集合。拖什麼拖，每次全班都在等你。」

這些話，對於翠玉並沒有達到什麼催促的作用。她依然按照自己的節奏，緩慢地將課本往書包裡放著。

走廊上，同學們開始鼓譟著。其他班級已按照順序魚貫而行，往體育館前進。

「老師，我們要出發了嗎？」班長問著。

眼看翠玉不知道要花多少的時間才能走出來。這時，江老師心想：「與其請一個同學，留下來陪她慢慢走，倒不如乾脆打電話給資源班，請老師過來協助。」當然是不至於讓翠玉一個人留在教室，畢竟還是得要考量校園安全。

說真的，對於翠玉在教室裡開不開口，江老師也沒有什麼太大的期望。只是每回針對全班團體活動或整隊這些事情，往往因為翠玉的不動，而讓整個時間都延誤了。

「不說話就算了，竟然連動都不動？」江老師已經失去了耐性。

但翠玉的內心，無人知曉。

這些日子，翠玉不時摳著雙手的指甲。她的指甲明顯因為長時間的摳咬，而顯得非常地狼狽不堪。對於翠玉來說，在她的內心裡，她多麼渴望能夠像其他同學一樣，可以輕鬆、自在地開口，特別是對於老師的提問，她明明知道答案，但一股想要說出的話，卻常常在胸口就被擋了下來。

對於翠玉來說，她常常覺得有一種胸悶的感覺。有些話躲藏在自己的胸口，讓她喘不過氣，甚至感到很難呼吸。

翠玉除了不時搓揉著雙手，她的兩隻腳也互相磨蹭，這讓她鞋子上的顏色漸漸褪色，模糊了起來。

走廊上漸漸沉靜下來，只聽見資源班老師前來的腳步聲。

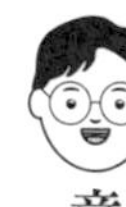

意中心理師說選擇性緘默症

每一個孩子，由於各自的緘默情況不盡相同，從輕微的選擇性緘默，到嚴重性的選擇性緘默，呈現出來的樣貌，也明顯有所差異，因此所需要調整的方向與細節，也會有所不同。

雖然協助選緘兒的終極目標，是希望孩子在可以預期的場合，例如學校的教室裡開口說話，但是，要抵達這個目標，沿路卻往往是荊棘遍布，沒有辦法一蹴可幾，需要花費的時間，往往數月，甚至花費數年，有些孩子依然不開口。

如果發現孩子長時間一直無法開口，那麼，在和孩子互動的過程中，也可以進一步確認孩子是否存在一些其他的障礙或疾病的問題。

沒有絕對的處理方式

在和選擇性緘默孩子相處時，你會發現許多的互動都得謹慎，細微留意。**我們的每一個動作、每一道指令、每一次要求，都決定著這個孩子可能出現的反應。**

面對選擇性緘默症孩子，你很難說哪個方法對不對。

但如果有些介入的方式，讓你觀察到會產生一些反效果，這時，細膩的觀察與微調，就顯得非常重要。

以漸層的概念，設定目標

選擇性緘默症在行為塑造上需要仔細思考，也需要改變目標設定。

例如：

◆孩子從需要有老師、同學的陪伴，才能抵達輔導室。漸漸地，孩子能自己前往輔導室。

◆孩子來到輔導室前，完全沒有反應，沒敲門，或無法走進輔導室，到慢慢地抵達輔導室，會敲門、會開門、會走進輔導室。

◆孩子從一直站著不動，到可以聽從指令，做出動作，例如坐下來、起身、走過來。孩子對於動作指令的接受程度，慢慢地有所回應。

◆當孩子有了反應，接下來速度會從慢慢地到愈來愈快。孩子慢慢降低猶豫不決，反應行為也愈來愈明顯。這就如同和孩子進行打地鼠遊戲一樣，當刺激出來的時候，孩子必須立即做出反應。

◆優先進行處理孩子非語言的行為。等非語言的行為較為自在的時候，再逐漸增加相關口語的表現。

◆從嘴巴動，嘴唇動，舌頭動，張開口。

◆漸漸地，從沒有聲音到有聲音，能夠試著朗讀。

◆音量從小聲逐漸變成大聲。

◆從能夠回答簡單的封閉式問題，再逐漸增加到回答開放式的問題。

◆使用的詞彙變得愈來愈多。

◆使用的句子長度變得愈來愈長。

◆從被動的被問問題，回應答案，到主動的提出問題，或進行分享。

◆從自己切身感興趣的話題，慢慢擴展到對方所熟悉的話題。

選擇性緘默症的班級經營策略

營造舒適的班級氛圍——奠定選緘兒開口的基石

純佳在畫紙上栩栩如生地畫出她心目中想像的美好世界。在這個世界裡，有一座美麗的島嶼，被群山圍繞著，而眼前這個湖泊平靜無波，湖畔邊停了一艘小船。這個美麗的世界，是純佳非常期待的。

對於一個小學生來說，可以畫出如此美麗的優勝美地，深深受到美術班張老師的欣賞。他發現純佳的筆法、構圖、用色非常非常地細膩。

在這個美術班裡，許多的孩子在自己的座位上，在張老師的引導下，各自畫出屬於他們每一個人筆下的動人世界。

對於張老師的指導，大多數的孩子都是照單全收。老師怎麼說，孩子就怎麼做，老師說如何修，孩子就怎麼改。在這個過程中，小朋友們的繪畫技巧，也隨著時間慢慢地純熟。

在這個美術班裡，純佳總是怡然自得。這也是她難得主動向爸爸媽媽反映，每一期的美術班，她都要來參加，因為，在這個美術班裡，她很清楚知道，張老師一個口令，她只要筆下一個動作，很是單純。

在美術班裡，她完全不用擔心，也不用煩惱，會被叫起來開口說話這件事。

對於爸媽來說，讓純佳多跟人接觸，這絕對是一件好事。先前美語班，上了一兩堂課，純佳就拒絕了。在科學實驗課裡，分組的同學，彼此需要討論研究的細節、研究的分工，以及研究的成果，純佳也是勉強上了一期，就決定不上了。

難得，這一次的美術班，純佳主動要求長期繼續畫下去，對於爸媽來講，他們也看到了純佳在畫畫上面的天分。

只是，回到他們原本上美術班的初衷。

「老公啊，你覺得我們需要再讓純佳繼續上美術班嗎？」

「她不是上得很好嗎？她不是要求希望繼續上課？而且，她在張老師那邊畫畫，也一直有很好的表現啊。你為什麼會問這個問題？」

「可是，我們當時選擇讓她上美術班、美語班、科學實驗班，目的不就是希望她能夠在課堂上，有機會多跟別人相處，也希望她能夠多開口說話，可是到目前為止，她在學校教室裡，還是不講話。」

「所以呢？你的想法是？」爸爸好奇地問著。

「我一直有一個疑惑，她在美術班非常投入在畫畫這件事情上，張老師也提到純佳在班上的配合度、常規的遵守、情緒的穩定等，都表現得非常中規中矩，是他非常喜歡的學生類型。但是，在這當中，她似乎不需要開口說話。那麼，我們讓她上這個課的目的，就好像跟我們原本的初衷不一樣了。」

「到底該不該繼續讓純佳畫畫呢？」媽媽困惑著。

純佳愛畫畫，但純佳不說話。

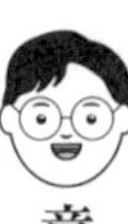

意中心理師說選擇性緘默症

對於選擇性緘默症孩子來說，如何讓自己維持在一個自認為輕鬆、自在、放鬆、舒適、信任的環境，往往也決定了他們本身開口說話的動機以及意願。

只是，這樣的認定，並不是老師說了算，而是由孩子自己來評估。

自在情境的選擇

我們的重點，先以讓孩子在教室裡感到輕鬆、自在的氛圍為原則。

當孩子在教室裡持續的不說話，這總是會讓父母感到束手無策。這種不知道該如何是好的情況下，往往也讓孩子的緘默問題，持續好長一段時間。而這也意味著，孩子的焦慮問題也呈現了很長的一段時間。

「那麼，我到底該怎麼辦？」這是許多父母心中很大的疑問。當孩子在學校不說話，這時，我們試著來釐清，除了家裡之外，孩子在哪些場合還會開口說話。

例如，有些孩子在校外的才藝班、畫畫班，會對老師開口說話。在這個時候，我們仔細想想，才藝班、畫畫班老師和學校老師，兩者的差異到底會是什麼？另外，除了老師的因素之外，當下的學習情境，是否讓孩子覺得自在、信任、舒服，以及有安全感。

然而，爸媽也發現了一個矛盾的現象——孩子想上課，卻不開口說話。

例如，有些孩子明確表達想要上這些才藝課、畫畫課，當然，也包括想上學。但矛盾的是，在這些課程中，他卻不願意開口說話，這也讓父母深覺困擾。

選擇性緘默症是一種焦慮的疾病。在協助的過程中，先讓孩子在教室裡能夠充分感受到放鬆、自在、舒適、信任、安全，這多少能夠提高他開口說話的機會。

老師：開啟緘默的關鍵鑰匙

這十多年來，我在參與校園諮商與特教心理服務的過程中，發現校園教室情境能夠讓孩子感受到舒適自在，除了硬體教室的布置安排之外，**最重要的關鍵，依然在於老師的說話方式、表情、笑容、肢體語言，以及營造出來的班級氣氛，這些也都在在反映班級裡「老師」角色所帶來的關鍵因素。**

同儕：誘發開口的助攻作用

有些學齡前的孩子，在遊戲過程中，有時僅僅非語言的追逐、玩耍，彼此就非常開心。這時，孩子不說話，在同儕之間，並不會很明顯被凸顯出來，小朋友的接受度也比較高。

另外，有些孩子比較喜歡領導或是指使、分派一些任務給對方。在這過程中，選擇性緘默症孩子如果沒有感受到被指使、被要求或被欺負的負面經驗，這時，同儕的互動關係也依然可以持續進行。

只是，隨著時間，孩子逐漸長大，彼此之間所需要的對話會愈來愈多，這時，當孩子不說話，對於周圍的小朋友來說，就會開始認為「怎麼問你，你都不說？和你聊天，也不回答」。對於有些孩子來講，會覺得這是非常沒意思的事情。

選緘兒很容易被誤解，被認為高傲，或誤以為選緘兒不想要和他們玩。當孩子處在這種關係上，會顯得相對地焦慮，不知道該如何是好，同時，孩子本身也會有許多情緒想表達，但無法很自在地透過言語說出來時，積壓在內心裡，也是一種負擔。

面對同儕誤解，到底該怎麼辦？這當中也牽扯到周圍的大人，例如老師，如何看待選擇性緘默症孩子，老師對於選擇性緘默孩子的熟悉與接納程度，顯得非常非常重要，老師的態度，將會明顯影響到班上的小朋友如何看待選緘兒。

我們可以先問問自己，對於選擇性緘默症孩子，我們到底了解多少？熟悉多少？同時，是否了解這些孩子在課堂上不開口的可能原因？

當我們了解了這些原因，對於孩子的感受就會更加清晰，也更能夠協助這些孩子逐漸在班級裡開口說話。

第一線老師可以思考，我們在班上是否提供了選擇性緘默孩子自在的情境，讓這些孩子在非語言行為的部分，能夠自在參與活動？

當中也關係到老師的上課方式，是否總是採取不斷地詢問？不斷地要求孩子站起來回答問題？老師是否幽默風趣？是否讓孩子感到自在？孩子在教室裡是否足以放鬆？

在教室裡，針對孩子擅長的活動，讓孩子有表現的機會。當孩子面對擅長的事物，就可以讓自己的注意力聚焦在眼前的事情上，這時，多少可以減緩因為擔心說話，而可能存在的焦慮。

同時，因孩子所擅長的事物可以被看見，也多少改變了其他同學看待選擇性緘默症孩子的方式。至少非語言部分先自在了，這時，再逐漸增加說話行為，就比較能夠看到孩子說話行為的改變。

留意負面提醒

對於年紀較小的孩子，由於他們在認知思考以及問題理解的能力上相對較弱。為了避免讓孩子對於別人是否注意自己開口說話這件事過度敏感，**請勿提醒他，在班上怎麼都不說話**。

當我們太過於聚焦在這種狀態，反而會讓孩子覺得他似乎做了一些不應該做的事，例如應該開口說話卻不說。同時，也很容易讓孩子陷入一種我們大人期待他應該要勇於開口，但是為什麼他一直做不到的窘境。

這種情形很容易讓孩子對自己是否能夠開口說話的自信，產生了高度的懷疑，而讓自己更加畏縮、退卻。

以玩為核心——與選擇性緘默幼兒的互動模式

「詩穎，媽媽再警告你一次，如果你在班上，再不開口說話，那你下一次就不要再跟我吵你要吃冰淇淋，除非你開口說，否則就不要再來跟我要。」

「我想要吃冰淇淋，我想要吃冰淇淋，我想要吃冰淇淋。」大班的詩穎，音調愈拉愈高。她兩手握著拳，怒氣沖沖地回應。

「你凶什麼凶？對我這麼大聲有什麼用？有本事就在幼兒園開口說啊！你又不是啞巴？恩雅老師問你的問題，你又不是不會！你幹嘛？在班上，是吃錯藥啊？讓老師三天兩頭一直寫聯絡簿，一直提醒我，回家要好好跟你說，難道我沒有說嗎？」媽媽愈說愈生氣，「只是說個話而已，有那麼難嗎？」

「我就是要吃冰淇淋，我就是要吃冰淇淋，我就是要吃冰淇淋。」

「還在跟我說冰淇淋！」詩穎對於媽媽的質疑，沒有做出任何的正面回應，只是一直捍衛自己想要吃冰淇淋這件事。

媽媽心想：「這個孩子真是的，難道要我使出殺手鐧？」只是，媽媽心中的殺手鐧，到底是什麼？她自己也沒個譜。

「難道用利誘真的沒有用嗎？一定要用威脅的嗎？」這時，威脅、利誘已經把媽媽搞混了。冰淇淋給不給？話說不說？對媽媽來講，整個思緒就像冰淇淋融化一般，不成樣了。

「好，那你說，我到底要怎麼做，你在學校才願意開口？」

「我就是要吃冰淇淋，我就是要吃冰淇淋，我就是要吃冰淇淋。」詩穎非常執著地繼續吵著她的冰淇淋。

「你這個孩子真的很固執耶，你到底有沒有聽懂媽媽的問題？」說到這裡，媽媽有些無力。

但她的心裡，卻浮上一個從沒想過的念頭：「詩穎在幼兒園不說話，為什麼好像都只是我的事情？難道，恩雅老師都不需要負一點責任嗎？孩子在班上不開口，老師就應該想辦法，讓她在教室裡開口啊，為什麼老是一直寫聯絡簿？只會告訴我這個做媽媽的，你要多鼓勵孩子在學校開口。你要讓她知道在班上開口，老師才能夠了解她有沒有學習到……這關我什麼事啊？」

想到這裡，媽媽雙手扠腰，深深吐了一口氣。這一刻，她似乎已經免除了自己百分之五十的責任了。

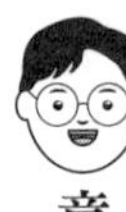

意中心理師說選擇性緘默症

面對幼兒園階段的選擇性緘默症孩子，先不和他過度討論「不說話」這件事。以避免愈討論，孩子愈是把注意力聚焦在「說話」這一件敏感事情上。**以行為改變為優先**，想法調整的部分，可以試著稍微放慢。

以玩為核心

你可能會問：「心理師，那麼如何讓孩子來到幼兒園可以變得很自在？難道，都不需要管他嗎？都不需要要求他嗎？任由他想做自己的事情嗎？」當然，事實並非如此。

幼兒園階段的孩子願意上學，「好玩」會是其中非常關鍵的元素。

一開始上課時，可以進行一些讓孩子感受到比較輕鬆、自在的課程，至少先排除一大早就要讓孩子進行朗讀、討論，或要求孩子開口說話。

在孩子玩的過程中，老師可以即時觀察，孩子是否有發出嬉笑的聲音，有些孩子會不經意地笑出聲音來，當然，也有孩子依然表現出壓抑的模樣。

對於幼兒園的孩子，其實，身旁的小朋友不說話，對於彼此來說，並不會特別把它當作一回事。只要好玩，大家就會願意玩在一起。這時，人際關係的建立，也就會很容易進行。

請勿操之過急

我想，你可能仍然有些疑惑：「孩子還是很喜歡上學，也喜歡跟小朋友玩遊戲，但是，他在班上，依然不說話，我們該怎麼辦？難道繼續維持現況？要到哪一天，孩子才會開口說呢？會不會不說，久了之後，他就不再說了？」

請稍安勿躁，協助選擇性緘默的孩子，每一個步驟都需要非常細微，因為面對焦慮的孩子，如果太過於急切，只會讓孩子更加畏縮。

以遊戲為媒介

對於學齡前孩子來說，透過遊戲作為媒介，也就是玩這件事，是彼此關係建立非常重要的一件事情。

在班上，我建議採取自然互動的方式，以透過遊戲、活動作為媒介，讓孩子很自然地進入與大人、小朋友溝通互動的情境，進而，自然且自在地開口講話。雖然，這需要一段時間。

學齡前的孩子非常需要成功的經驗。這些經驗會很明顯地決定孩子後續在這個班上，是否能繼續與你保持互動的關係，特別是開口說話。

自然而然地相處，也讓孩子自然而然地能夠將開口說話這一件事，在需要的情境下說出來。

在這當中，如何製造在校園裡自在的說話情境，對於老師班級經營來說，也會是一種極大的挑戰。

腦力激盪，讓嘴巴動起來

哪些活動可以誘發孩子開口？我們以吹哨子作為例子。當孩子在這過程中，玩起吹哨子遊戲，這時，不知不覺中，讓孩子有些聲音透過哨子發出來。

在與孩子相處的過程中，多讓孩子進行一些口腔動作遊戲。例如會運用到他的唇、舌、臉頰，無論吹哨子，或是將麵粉吹散開來，又或學貓咪伸出舌頭，舔盤子上的巧克力醬、草莓醬，或把嘴型鼓成像金魚都可以。

「想像自己的嘴角開始上揚，露出上排的牙齒，就像是在拍美白牙膏的廣告一樣，你隱約地看到自己，舌頭慢慢地伸出上、下排牙齒的牙縫，你也看到嘴巴，慢慢地打開。慢慢地練習，讓自己的舌頭穿過上、下排牙齒之間，接著讓它慢慢地碰觸你的嘴唇，伸出來，透透氣。」

引導孩子一次又一次，反覆練習這個動作。

操之過急的反效果——別讓孩子成為鎂光燈的注目焦點

方老師一直秉持著這樣的教育理念：她始終認為需要給每一個孩子機會，並且試著去鼓勵每一個孩子，讓他們能夠勇於面對挫折，面對困難，不要害怕，只要孩子願意努力，願意嘗試，自己一定會給他許多的機會。

同時，在方老師的想法裡，在班上，如果有熱情的同學們在一旁加油打氣，一定會讓一些在班上比較弱勢、害羞、退縮、沒自信的孩子，獲得支持，因而讓那些孩子燃起動力，突破自己的限制。

當然，在班上，目前自己全心全意鎖定的目標，就在小默的身上。

從課業成績的表現中，可以確定小默的能力是存在的。方老師認為，小默現在缺乏的就是那股勇氣，只要她能夠燃起小默開口的勇氣，讓他跨出第一步，緘默的問題應該就可以迎刃而解。

既然要讓小默開口，當然，方老師就一定得要在課堂上製造各種機會，讓小默可以表現。只是，方老師不斷地做球，小默卻依然不為所動，不殺球，也不擊球。球就這麼的一顆一顆硬生生地滾落在孩子與方老師的面前。

當然，方老師不死心，只是小默在教室裡，依然不說話。

「說啊，說啊，老師會等你。慢慢說，不要急，不要怕。說錯沒關係，我們慢慢來。」「各位小朋友，請安靜，我們讓小默慢慢說。」「來，好好說。」方老師不時的鼓勵著小默，希望他能夠開口說話。

但是，方老師愈這麼說，小默就愈不容易開口，也愈來愈退縮。時間愈拖愈久，小默的臉部表情愈來愈僵硬，嘴唇愈閉愈緊，眼神也不知道要擺在哪裡，渾身不對勁。

這時，小默的肢體動作，就像公仔、雕像一樣，完全不動。這氣氛讓小默顯得更尷尬、不自在，其他同學也逐漸顯得不耐煩。

「老師，不要再叫小默說了啦，他根本不開口。」

「對嘛，他一直不說話，浪費我們上課的時間，幹嘛問他？」

小朋友你一言，我一語鼓譟著，讓方老師顯得有些招架不住。

「各位小朋友，安靜！你們吵不吵？來，小默，你慢慢說，老師一點都不急，你慢慢說。」

方老師把今天所有的耐心，全都押住在小默身上。

但無奈發現，小默仍然不為所動。

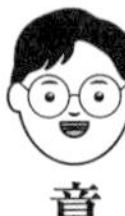

意中心理師說選擇性緘默症

選擇性緘默症的處理進度，真的急躁不得，也沒有一種速成的方式，足以讓孩子的焦慮就像開關一樣，瞬間切換，讓他的聲音在教室裡脫口而出。這樣的預期不合理，也不實際，很容易造成在彼此互動關係上食緊挵破碗（台語）。

不只是肯定與鼓勵

「面對孩子在學校不說話，我這個當爸媽的，到底能怎麼辦？我不知跟他講了多少次？老師鼓勵他講，同學也在一旁打氣，但他依然不說，我也莫可奈何。」

這是許多選擇性緘默家長所面臨的困擾與無奈。

只是對當事人來說，要讓自己在教室裡開口，又談何容易。這絕對不是周圍的人，一句肯定、鼓勵的話，或威脅利誘，就容易讓他開口。

避免焦慮如漣漪擴散

「說啊，說啊，老師會等你。慢慢說，不要急，不要怕。說錯沒關係，我們慢慢來。」我非常不建議老師在班上使用這種方式，來鼓勵孩子開口。

因為，當老師這麼說，這時，眾人的目光都聚焦在當事人身上。讓孩子把注意力全部放在說話這件事情，更顯焦慮。

當說話這件事情開始變成是一件過度注意的事，這時，孩子就會非常容易放大他的焦慮，就像拾起一塊大石頭丟進池塘激起的漣漪一樣，不斷地向外擴散。除了水波之外，孩子更顯得緘默。

合理的醞釀時間

我們先清楚了解，過去孩子開口需要醞釀的時間，大概是多久。每個孩子不盡相同。

如果你眼前的孩子，過去需要三分鐘，這時，我們可以很明確地告訴他，三分鐘後，再請他回答。

現實是，許多孩子在第一時間如果沒有開口回應，接著在同一個問題上，就很難開口回應。

如果是這種情況，或許你可以試著改問孩子不同的問題，再來觀察孩子是否開口。

無言的結局，無盡的焦慮

我們都急於讓孩子在短時間之內，在教室裡開口說話。但是，我們卻忽略了一件事情，孩子在教室裡，已經長期累積了好幾個月，甚至於好幾年，都很難自在開口說話。

一直無法順利開口，這樣的情況，很容易讓當事人以及一旁協助的父母、老師陷入一種困境。我（孩子）無法順利開口說話，我（父母、老師）也無法順利讓你（孩子）開口說話。

無言的結局，將讓選擇性緘默的問題，隨著時間惡化下去。

「說錯，沒關係。」這樣說，有問題！

有時，孩子很怕說錯話，在這種情況下，有些老師為了鼓勵孩子多開口，很容易不時地跟孩子強調：「說錯，沒關係。」但是，我們愈這麼說，反而愈容易讓孩子把注意力聚焦在說錯這件事情上。

這種情形，就如同孩子在走平衡木一樣，我們不時提醒他：「摔下來沒關係，再來一次就好。」但是，當我們愈是這麼強調，孩子原本應該專心走在平衡木這件事卻分心了，他轉而將注意力擺放到摔下去這件事。結果，你可以預期，當孩子愈怕摔下去，愈提醒自己不能摔下去，注意力愈不在走平衡木上，結果就真的摔下去了。

你愈強調不要急，不要慌，對於選緘兒來說，反而更容易著急，更容易慌。

對於容易焦慮的孩子來說，哪壺不開提哪壺，是很容易讓孩子過度把注意力聚焦在負面的訊息上，反而造成反效果。

當孩子說錯時，我們的回應，愈是自然愈好，讓孩子降低對於說錯的反應與過度注意。例如，**如果孩子說錯了，就只是請他坐下，或是換下一個人回答，或是直接告訴孩子正確的答案。**

過程中，不要有太明顯的批評、指責、謾罵、糾正，也避免直接告訴孩子：「這答案不對，你再說一次。」與其這麼說，我們倒不如告訴他：「針對這個問題，你可以再想一想，或許你會有新的答案。」

先從「非語言的指令」開始

與選擇性緘默症孩子的溝通與互動，先不要馬上期待他立即開口說話，但是，我們可以退而求其次，當我們的話說完了，那他是否可以有所行動。沒錯，先讓孩子願意針對我們的提問有所動作。

例如，請孩子在課堂上，協助把今天回家的作業項目抄在黑板上。這件事情，孩子不需要開口，但你可以從孩子的反應來觀察，他本身的焦慮程度。

這時，**我們先不急著要讓他開口說話，但至少孩子願意和我們互動。讓孩子在一次一次的互動中，慢慢熟悉與我們之間的關係。**

使用非口語的溝通，是階段性的，讓孩子有機會用行動表達內在的感受，同時，讓周圍的老師與孩子先建立好關係。但是請提醒自己，避免讓孩子最後只依賴非語言的溝通模式，使得他的緘默問題，依然持續存在。

不為所動，怎麼辦？

如果，你發現他杵在現場，連動都不動，這時，你需要提醒自己，這段時間，先不要期待他開口說話。因為，眼前你遇見的孩子，已經不只是開口說話上的困難，他連非語言的動作反應也卡關了。這時，不要再問他：「你為什麼不抄？」說真的，你愈問他，他愈不會有反應。

這時，你可以再將指令說一次。如果孩子依然不為所動，你可以考慮先換其他同學抄寫黑板。

教室裡的對話情境

該如何和選擇性緘默孩子溝通？特別是在校園裡，也就是這些孩子開口說話最困難的地方。

先來說說，盡量避免做的事情。**請避免在課堂上，在大庭廣眾面前，直接把孩子叫起來，直接問他問題。**因為這樣的場合、這樣的情景，對這類型的孩子來說，其實是處在莫大的壓力源裡。

在教室裡，老師可以先選擇旁邊人比較少的時候，試著從人少的情境開始。先避免讓這些孩子把焦點聚焦在：大家都在等我說話，大家都在看我說話。當這樣的想法被喚起，孩子很自然地又會開始放大焦慮。

分享與提問

接著，在私底下，我們可以試著和孩子分享自己的一些想法。當然，也不都只是我們在說，畢竟，讓這些孩子願意開口，也是我們最終的目的。雖然，這需要很長一段時間的醞釀。

我們可以在分享的過程中，偶爾拋出一些想法，聽聽看孩子的回應。例如：「你認為呢？」「你覺得呢？」看看孩子，他是點頭、搖頭，或是做出其他的反應。**和選緘兒互動，我們從他所擅長的事物開始，會比較容易。**讓孩子對於他要回答的事情，他是有把握、有能力回應的。

或許，孩子的表現可能不符合你的期待，讓你有些挫折。但和選擇性緘默症孩子對話，他原本就並不是那麼容易回應你。

而你可能會疑惑：「這樣的狀況還要多久？」我必須強調，急不得。但是**每一次的成功經驗，都足以燃起這些孩子開口說話的動機。**

別讓孩子受驚嚇——有效拿捏肯定的時間點

「哇！各位同學，小岳說話了！讓我們掌聲鼓勵鼓勵，真的是太棒了，小岳終於開口說話了。」

「小朋友，你們覺不覺得小岳說話的聲音很好聽？」

「好聽！」同學們異口同聲的附和著。

這時掌聲再度響起，連隔壁班都聽得見三年五班歡聲雷動的聲音。底下的同學樂得邊拍手，邊高喊：「小岳、小岳、小岳、小岳……」這氣氛，就如同小岳登上衛冕者寶座一樣。當然，幕後的推手可是劉老師啊。

只是，尷尬的時刻來了。

小岳頓時不發一語，他又恢復到昔日大家印象中，那不說話、一動也不動的小岳。

小岳的頭愈來愈低，愈來愈低，愈來愈低。他的兩個眼睛盯著自己的兩隻腳。同學們的目光，不時地在小岳身上上上下下、來來回回的打量。再加上劉老師雀躍的心情，整個教室的氣氛變得異常地詭譎。

小岳一直站著。他動也不動，時間像被凍結一樣。小岳感覺這時間似乎停滯了好多好多年。看不見的盡頭，讓小岳又快速掉入黑暗的焦慮深淵裡，聽不見回聲。

「小岳，你真的好棒哦，老師真的是太高興了。你一年級、二年級都沒有開口，三年級上學期，我的課，你也沒有開口。但是，這一次，你竟然可以回答得這麼清楚，老師真是太高興了。」

劉老師說著說著，臉上又露出得意的笑容。這種感覺，就像劉老師打敗所有其他的老師們一樣，最後由自己勝出，掛上彩帶。讓長期以來不說話的小岳，在自己的場子，回答了問題，而且聲音是那麼的清脆。

「小岳，你可以坐下來了，請坐，請坐。」劉老師以非常柔和的語氣說著。

但是，小岳依然動也不動。

「老師，他一直站著，擋住我的視線，我看不到黑板了。」坐在小岳後面的同學抱怨著。

「他好像人形立牌，完全不動耶。」

「我哥哥說，這叫做塑膠啦！」

「什麼叫塑膠？」

「唉唷，塑膠就是沒有生命，不會動的啊！」

「我看他，根本還是不會說話嘛。剛才可能是被雷打到，才讓他開口講。」

底下同學交頭接耳，閒言閒語又開始在教室裡出現。

「小岳，你真的可以坐下來了。」

劉老師走近小岳，但是，小岳依然兩隻眼睛緊盯著地板，似乎想把地板望穿了，挖到地底下，好深好深，足以讓小岳整個人鑽進去的深洞。

「小岳，你真的可以坐下了。」劉老師開始有點不耐。

這時，劉老師試著用手輕輕按住小岳的肩膀，示意小岳坐下來，但這如同石頭般堅硬的身體，讓劉老師頓時又不知道該如何是好。

小岳又緘默，不說話了。

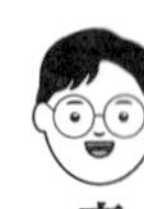

意中心理師說選擇性緘默症

當選擇性緘默孩子能自發性的開口說話，這對老師來說，當然是一件非常令人興奮的事。只是，興奮之情就先擺放在心裡，不要直接把它反應出來。因為，**當我們把它講出來時，選擇性緘默孩子又會容易過度聚焦在說話這件事情上。**

同樣地，其他小朋友在旁邊給予鼓勵，也需適可而止，否則，過度反應也很容易造成當事人過度焦慮，更加緘默。

一致性的反應

對於孩子們來說，他們大都希望在教室裡能夠被一視同仁地對待。因此，當選擇性緘默症孩子在教室裡突然回答了老師的問題，這時，老師的反應，最好比照一般學生來回應。例如，當班上的同學正確回答問題時，老師點頭、微笑，那麼，當選擇性緘默孩子也正確回答問題時，老師就依然點頭、微笑。

同樣地，如果學生正確回答問題，老師的反應是：「各位同學，掌聲鼓勵鼓勵」，這時，對於選擇性緘默症孩子，也應該比照辦理，也就是「各位同學，掌聲鼓勵鼓勵」。

愈是能夠一致性的回應，對於一般孩子以及選擇性緘默症的孩子，也比較不會顯得突兀。

當自然而然地回應孩子的改變，孩子也就能自然而然地往好的方向前進。

拿捏肯定的時間點

不過，老師可能會有疑問：「孩子好不容易說出來，難道我們要無視於他的改變嗎？難道我們不需給予這孩子任何肯定嗎？」

肯定，當然是需要的。只是，這時由誰來肯定？在什麼情境下肯定？將帶來完全不同的效果與作用。

我衷心建議，老師可以將孩子已開口說話這件事，進行以下的回饋。

一是，在一對一的情境下，老師私下具體肯定孩子的改變。二是，老師私底下讓爸媽知道，但在告知爸媽的過程中，不要選擇在孩子面前說。

有時，當老師在孩子面前跟爸媽提起，孩子在教室裡已經會開口說話這件事，這時，很容易讓孩子又開始過度焦慮。

與選擇性緘默症孩子互動，其實是一場非常微妙的互動。當我們太過於反應，是很容易將孩子的注意力又拉回到說話這件事情上。孩子把注意力擺在什麼地方，這也將決定孩子的自在程度會維持在什麼樣的狀況，同時也將決定孩子後續開口說話的意願。

面對孩子，主動趨前對話

有些孩子在教室裡好不容易鼓起勇氣，雖然音量微弱，卻也開口說話了，例如：「老師，我想要上廁所。」這時，老師回應：「去吧！」當孩子有了第一次的成功經驗，下一次，當他又想要上廁所時，就比較容易再開口。

當這樣的固定模式，一次又一次，你已經可以預期下回孩子要上廁所，一定會開口向你說。這時，我們可以停下來思考以下幾種做法。

一是，老師的反應都一樣，也就是：「去吧！」這時，請觀察孩子開口說話的詞彙、字句、音量會不會愈來愈明顯？如果答案是肯定的，這時老師可以繼續維持回應：「去吧！」

但如果答案是否定的。孩子講來講去，都是很制式的這一句：「老師，我想要上廁所。」

為了引導孩子能夠擴充他的詞彙，話能夠說得多一些。這時，**當孩子問老師，「老師，我想要上廁所。」除了我們原先說的「去吧！」這時我們可以再加問：「需不需要小朋友陪你去？」**

當問孩子「需不需要小朋友陪你去？」這時孩子容易傾向於以點頭、搖頭，或「要」、「不要」來做反應。

我們的目的，是希望孩子可以慢慢，一次又一次，和老師相互的對話，來擴充自己在教室裡的說話能力以及表現。

避免成為句點王

有些孩子在有需求的時候，會主動趨前，向老師報告，例如：「老師，我想要上廁所。」「老師，我想要喝水。」「老師，我的鉛筆忘記帶。」當老師面對這樣的對話，如果只是一兩句簡單的回應——「去吧！」「我知道了。」那麼，這互動就結束了。

如果老師願意的話，我建議老師試著多進行言語互動。例如，當孩子說「老師，我要想要上廁所。」當下，老師可以進一步問孩子：「上一次上廁所，是什麼時候？

今天喝了幾次水?人不舒服嗎?」並且，進一步觀察孩子的反應，是以點頭、搖頭，還是以說話的方式回應。

製造一些情境，讓孩子有機會跟我們進一步對話。讓孩子在不知不覺的情況下，多一些開口說話的機會。

逐漸增加收聽率

當孩子趨前來找老師說話，如果，當下只有老師和孩子，這時，老師可以慢慢試著把其他孩子叫到身旁，增加另外一個人在現場，進一步觀察眼前選緘兒是否繼續開口講話。

孩子需要漸進式地增加周圍人際的複雜性，這將有助於孩子慢慢適應，讓自己的聲音被其他人聽見。

循序漸進的開口

選擇性緘默症的孩子在一對一的情況下，比較容易開口說話，特別是，當這關係讓他感覺信任、放鬆、自在、受尊重。

孩子開口說話，大部分都是漸進式。順利的話，孩子會先在一對一的情境下開口，再逐漸地擴展到教室裡，在全班同學的面前，回答老師的問題或與同學對話。

這一段過程，每個孩子所需要的時間完全不同。有些輕微的孩子也許需要幾個禮拜、幾個月，但有些孩子，則是需要好多年，更有些孩子長期下來，並沒有明顯的改善。

是否該追問？

這時，你可能在想：「那麼，我是否該私底下找孩子，來談論關於他不說話的這件事情？」

當找孩子來談的時候，我們很容易傾向一種不斷在詢問孩子：「為什麼你不開口？」的狀況。而這種「為什麼你不開口？」的問句，讓孩子不斷地被迫要回應問題。

為什麼孩子不願意開口說話？其實，就連當事人可能也無法回答你這個問題。

既然孩子不知道當下的原因，當然他也無法回答。那麼，我們就應該先暫時不要追問他不說話的原因。

拿捏詢問與等待回應的時間

請特別提醒自己，當你第一次問孩子，而當下孩子沒有回應，那麼，請給孩子一些時間。

至於是幾分鐘，你可以就現場的狀況來判斷（以下，我們以一分鐘為例）。也許，你還是很想鼓勵孩子能夠開口回答自己的問題，因此，在一分鐘之後，你可以試著繼續問孩子相同的問題。

當然，在問與不問之間很微妙。當你問了一次之後，你發現孩子沒回答，你選擇不再追問。但孩子的想法是，你是否因此就放棄他，對他沒有任何的期待。一次、兩次、三次之後，孩子也對自己開口說話這件事情漸漸放棄。

如果你期待孩子再試著說說看，你可以在一分鐘過後，再問孩子第二次。如果孩子還是沒有開口回應，這時，你會有一點遲疑，是否要繼續再問第三遍，甚至第四遍。

我建議，請停止繼續提問。先讓孩子去做別的事情，或是將問題改問其他同學。

當孩子在班上被叫起來問問題，他當下沒有回答時，**我建議你，請孩子先坐下來，避免讓孩子一直站著，而更顯得尷尬。**

當然，最好的方式是讓班上的孩子們就坐在位置上回應，不需要站起來回答問題。

請勿消極、無作為的等待

沒錯，你可能已經有心理準備，這類型的孩子明明會說話，但在學校卻不開口，既然他沒有這個意願，那麼，我們就慢慢等，等他想講再來說。

等待是沒錯，但等待指的並不是消極，我們什麼事情都不做。

當我們擺明了不想和孩子對話，當我們覺得孩子反正什麼也不說。時間一久，這些孩子就會慢慢暗示自己——既然你們認為我不會說，那麼我也就不說了。

我經常會問爸媽一件事情，關於孩子的選擇性緘默，學校老師是否願意協助孩子。有時，問題在於老師想幫忙，但是不知從何做起。有時，老師所採取的是比較消極的等待，而不做適度的介入。

我們很容易對孩子表達出一種：「我不勉強你說話。你想說話的時候，再開口說，我們慢慢等你。」當然，這樣的表態，似乎讓孩子鬆了一口氣，但是，當我們沒有任何的作為，只是靜靜地等，就怕孩子的緘默依然，沒有任何的改變，而且，隨著時間愈久，孩子開口說話的動機以及意願就會變得更加困難。

你可能有一些質疑：「難道我要催促他說話嗎？不是愈逼他講，他愈不說嗎？」

當然，這裡要強調，倒**不是要催促孩子，但我們得要製造一些經驗，讓孩子逐漸面對說話這件事情**。

當然，允許孩子有些時間，慢慢地願意開口，這樣的大方向可以理解，但是等待不等同於消極、不作為。

有時，當我們沒有任何的介入，反而更容易讓孩子長時間維持在一種不說話的狀態。這樣的狀態非常地微妙，有些孩子一開始是因為焦慮不說話，但是最後很容易讓孩子產生一種印象——在這教室裡，可以不需要說話，使得孩子在這個情境中，說話的動機慢慢降低，影響到後續開口的機率。

情何以堪的無情捉弄——適可而止的界限

「你們相不相信我現在去動小端的書包，他一定不會講任何話。」

話一說完，阿樹立即把小端的書包搶了過來。

小端想要拉住書包，但阿樹用力一扯，頓時，書包裡的作業本、課本、鉛筆盒及零錢撒了滿地。

這時，周圍的小朋友開始捧腹大笑。讓小端窘在現場，非常尷尬。

如同阿樹說的，小端當下真的沒有反應，但是，如果你眼睛看得夠細膩，小端的眼眶有些微濕。說真的，有時連想要哭，想要流眼淚，都是一種奢侈。

「我們來打賭，等會兒老師問小端時，他根本不會回答。」

「賭就賭，誰怕誰。」

「拜託，這根本就不用賭了吧，小端一定不會回答的，都已經是五年級了。我看他不是啞巴，就是智商有問題。」

「不然，我們直接去問他好了。」

「試試看，我們去問小端，看他會不會開口講？」

「好啊！好啊！我倒想看看他的反應。」

這時，同學們三五成群，向著小端靠攏過來。

「你到底會不會講話？」

「你幹嘛不講話？」

「你從小就是這樣子嗎？」

「你到底生了什麼病？」

「你需要讀特教班嗎？」

同學們你一言，我一語，開玩笑的、捉弄的、嬉笑的、嘲諷的、不懷好意的……全都衝著小端來。

這時，小端很難堪，他的眼睛不知要放在什麼地方。

「你們幹嘛這樣欺負小端？他講不講話，關你們什麼事情？」

班長小涵這回真的看不下去了。

「那又關你什麼事情？我們愛問他，就愛問他。難道你是他的代言人嗎？」

「對嘛！對嘛！班長又有什麼了不起。」

「你們不覺得這麼做，會讓他很受傷嗎？」

「他如果感到受傷，不高興，那他就開口說啊！他沒有說，就表示他根本不在乎嘛！」

「對嘛！對嘛！人家小端都沒有說了，關你什麼事啊？你是住海邊，管很大啊！」

「哈！她真的是住海邊耶。這句話，我媽常講。」

小涵與同學們起了爭執，讓小端更不知該如何是好。

「算了啦！把他當成空氣吧！反正我們班上有他沒他，根本也不重要，無所謂。最好下次分組，老師不要再把他分到跟我們同一組。」

「對嘛！對嘛！跟他同組的人最倒楣了。每次報告，他都不用上台，而且，在討論的時候，他也都不說話，簡直就是坐享其成。」

「那我們乾脆也不要說話算了。」

「真的是要抗議，難道不說話，就什麼都不用做了嗎？」

「對！對！對！保持沉默，保持沉默，我們乾脆舉牌，抗議！抗議！抗議！」

抗議聲在小端的腦海裡一直迴盪著，迴盪著。

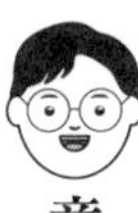

意中心理師說選擇性緘默症

當孩子在學校緘默，不說話，是很容易遭受到周圍小朋友的欺負、嘲諷、揶揄、捉弄、開玩笑，而使得孩子經常陷入一種被霸凌的狀態。

令人心疼的是，當被欺負、被霸凌，選緘兒並沒有辦法發出求救的聲音，來讓周圍的人知道，自己正處在一種被傷害的狀態，因而讓這些霸凌停下來。

歡樂不應該建立在他人的痛苦上

選擇性緘默症孩子在情感的表達上往往受限於焦慮，讓自己長期處在壓抑的狀態。在課堂上，他們除了無法順利表達，說出來。有時，連肢體語言、動作表現都像是被凍結一樣，動彈不得。

然而，令人氣結的是，周圍的孩子卻把自己的歡樂建立在別人的痛苦上。

我常常思考一件事，當一個人因為要在大家面前開口而深感焦慮時，為什麼身旁的同學卻把這件事當成一個笑柄？當成作弄的對象？為什麼我們總是把自己的快樂建立在別人的痛苦上？

沉默的聲音，冷漠的反應

更令人難過的是，老師的反應是：「孩子沒有說，我怎麼會知道？我班上有那麼多人，我又沒有辦法每一個孩子都仔細照顧到。更何況，如果被欺負、被霸凌，他應該要說啊！他不說，我能怎麼辦？」

沒錯，老師在班級經營、課程教學上，要負責的事務非常非常多而龐雜，這的確是教學現場的事實。

但假如大人們都沒有把握能夠保護教室裡的孩子，那麼，對於被欺負的當事人來說，他又該如何相信在這個教室裡，能有解除噩運的一天。

我常常思考：「當我是導師，在教室裡，我一定要有保護孩子的信念。讓班上的孩子不受任何人欺負、霸凌。」這一點，至少歷年來在校園裡的團體課程中，我都如此堅持。

或許，要期待選緘兒主動開口，可遇不可求。但至少，老師在教室裡可以試著敏銳觀察孩子細微的情緒行為反應、動作表現，以進一步了解與掌握教室裡的現實生態。

界限的堅持

在校園裡，孩子之間的互動關係，有幾個原則非常重要：你可以不和他互動，不和他說話，但是，你不能叫別人不和他玩，不和他講話。你不能在別人面前醜化，放大選擇性緘默症孩子的弱點，刻意排擠對方，嘲諷、捉弄、數落、揶揄、開玩笑，造成對方傷害。

這一道界限，讓班上的孩子們很清楚地了解，**一個人不說話，不等同於他就要被欺負、被霸凌。**

不友善行為的自我覺察

當同學之間出現欺負、霸凌，對於這些不友善與惡意，我很想讓這些孩子覺察，他們在自己的內心裡，是如何看待自己的言行舉止。

在處理上，我建議私底下找這些孩子來談，讓他們很清楚地告訴老師：「我們做了什麼。」「我們說了什麼。」

這目的主要是讓孩子們自我覺察，自我坦誠。他們對於眼前選擇性緘默症孩子所說的話，所做的行為、舉動是如何的不適當。同時，我會進一步詢問他們，這麼做的目的。

當班上的同學只是很簡化的回答：「好玩」、「好笑」、「沒有特別的意思」，這時，我會更進一步詢問：「這句話，哪個字好玩？好玩在哪裡？」「這些舉動，到底哪裡好笑？好笑在哪裡？」「是你自己覺得好玩？還是對方也覺得好玩？」「你自己覺得好笑，但你有思考對方的感受到底會是什麼嗎？」

欺負與霸凌，怎能無代價？

面對霸凌者，他們需要承擔這些行為的代價。無庸置疑，這些代價也必須是他們在乎、在意的。他們該承擔哪些責任？哪些行為後果？這部分必須由這群不友善的孩子，清楚向老師說明。

當同學說：「好吧，那我們這個禮拜下課就不要玩。」這時，請進一步追問：「為什麼這個禮拜不讓你們下課玩，你們就不會再去欺負選擇性緘默症的同學？」孩子們必須要思考，並說服老師。

否則，當對於做錯的當事人，沒有帶來在乎、在意的行為後果與代價，那麼將讓這些欺負、霸凌的行為，一而再、再而三的出現。在這種情形下，就很容易讓選擇性緘默症孩子在校園裡，就如同進入煉獄一樣。

你沒有權利霸凌任何人

請老師特別留意，班上同學對於選擇性緘默症孩子所出現的冷言冷語、嘲諷，這些雜音，很容易讓選擇性緘默症孩子在班上陷入痛苦的深淵。

沒有人有任何理由被霸凌。縱使孩子不說話，也不應該成為被霸凌的理由。

有口難言的無盡委屈——期待小天使與同理的出現

「我們就選欣琦為寫報告的人，那就這麼說定了。」

但其實欣琦心裡非常地委屈，只是她又害怕在同學面前，表達出自己不想接受的想法。

欣琦常常因為自己沒有將想法說出來，導致在同學之間，自己總是被占便宜。在分組上，也總是被給予許多的任務，讓她喘不過氣。

在過去的經驗裡，每一次分組，同學們總是會排斥和欣琦同一組。

「你確定要找她？找她，她又不報告。」

「對嘛！每次都是我們在說。」

同學們覺得找了欣琪當同組的組員，只會增加自己更多的負擔。同學們總認為欣琪一點貢獻都沒有。

然而，這一次，大慶卻發現，既然欣琪不說，那麼在討論任務分配時，除了口頭報告這件事情外，乾脆就把其他的事情往欣琪身上倒。

「反正，她也不會有任何意見。」大慶似乎像發現新大陸一樣，志得意滿。果然，一次一次的測試發現，欣琪真的如自己所預料，不論在分組討論時，給她多少任務，她也不會有任何抗拒。

大慶吃定了欣琪不敢說話的弱點，食髓知味地不斷向欣琪進行要求。小組的其他同學似乎也漸漸發現這件事情。果然，大家對欣琪的接受度，突然間變得很高，但是，這倒不如說，大家發現欣琪很好被利用。

然而，對欣琪來說，這樣被對待，在內心裡可是非常地痛苦。

欣琪有口難言，心中有無盡的委屈，但有誰可以聆聽她內心的聲音？

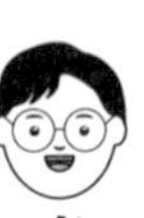

意中心理師說選擇性緘默症

對於選緘兒來說，當他們被批評、指責、開玩笑，這時，他們內心裡積壓了許多的不滿、委屈與難受，但往往很難在第一時間表達出來。許多的無奈，也只能往自己的肚子裡吞。

校園裡就如同一個小型的複雜社會，有些孩子很惡劣，總是吃定選擇性緘默症同學不敢開口的弱點，而占盡了當事人的許多便宜。

面對選擇性緘默症孩子，他們的內心委屈、不滿，該如何有個出口？我們需要能夠敏感覺察到孩子的不對勁，並主動幫孩子說出來。

孩子沒有表達，不等同於沒有情緒

請提醒自己，孩子沒有表達，並不表示他們沒有感覺、沒有情緒。然而，我們卻總是認為：「心裡有話，心裡有事，有意見，那你就應該大聲說出來。你沒說，別人怎麼會知道？」我們很容易用自己的立場，來解讀周圍人的反應，並深深地認為，有事，就應該要自己反映出來。

但是，每一個人面對不同的壓力，反應模式不盡相同。只是面對選擇性緘默症孩子，我們真的必須要仔細感受，他們在大庭廣眾面前，當他們的聲音被聽見時，對他們來說，那是何等的煎熬、焦慮、難堪。

因此，我們不得不正視，對於這一群孩子來說，這是他們的弱點、罩門，他人很難加以理解，但卻又需要了解。

期待身旁天使的出現

這是一個關於選擇性緘默症、妥瑞症以及過動兒之間的故事。

那一年，在醫院的草坪上，我跟孩子們一起玩著「碰樹鬼」的遊戲。當然，許多孩子比較熟悉的是「牆壁鬼」，玩法是我摸了牆壁，你就不能再來碰我。但因為是在戶外玩，所以我修改了遊戲規則。規則改成如果我碰了樹幹，你就不能再來碰我。

活動一開始，長得圓圓胖胖的過動男孩先當鬼，這時，他搖搖晃晃，往選擇性緘默女孩的方向跑了過去。當時，選緘女孩總是雙手插著口袋，動也不動，但這並非耍酷，而是經常性的焦慮。

在這種情況下，過動男孩粗粗的手，就那麼用力地朝女孩的胸口碰了過去，隨後，又開心地往另外一個方向跑開。女孩沒有任何的表情，只是身體前後晃動了幾下。

這時，妥瑞男孩突然自己跑來，用身體輕輕碰觸了一下選緘女孩，讓自己自願變成了鬼，接著，他以快速度的方式，跑去抓那圓圓胖胖、跑不太快的過動男孩。

妥瑞男孩會這麼做，主要在於他曾經和選緘女孩一起上過團體課，他注意到這女孩面對事情的緘默反應，為了幫這女孩解圍，他自告奮勇地向前當鬼、抓人。

這時，過動男孩又變成鬼，眼看著選緘女孩又是一個人，動也不動。如同上一幕，又開始重複播放著。過動男孩搖搖晃晃跑去碰選緘女孩，她依然雙手插在褲子口袋裡，面無表情，只是身體前後搖晃著。妥瑞男孩依然飛奔向前，像飛蛾撲火般，讓自己又變成鬼，接著又開始抓跑得不快的過動男孩。

這三個孩子的互動，就像打撞球一般，三顆球，重複又重複地撞來撞去。而其他兩個發展遲緩的孩子，雙手持續碰著樹幹，繼續相視而笑。

當選擇性緘默症孩子身旁出現了善解人意的助人小天使，這會是多麼美好的經驗。在這場「碰樹鬼」的遊戲中，我看見了妥瑞男孩的貼心與細膩，我也期待，我們都能像這位天使。

小天使的選擇

誰適合擔任選緘兒的小天使？可以先觀察在班上，和選擇性緘默孩子關係比較融洽、和諧的孩子。對於選緘兒來說，身旁如果有熟悉、友善、貼心、親密的同學陪伴，壓力相對會少很多。

在安排的過程中，讓小天使了解，為什麼在這段時間需要他們的協助。同時也聽聽看，他們對於被安排和選擇性緘默症孩子相處的想法。

至於和選擇性緘默症孩子的相處時間需要持續多久，雖沒有定論，但不需要要求小天使，下課或分組時都全程陪伴在選緘兒身旁。

讓選擇性緘默症孩子擁有一種被同儕接納的感受，這對選緘兒來說，會感到信任與自在。

小天使的質疑

在協助安排選緘兒身旁的小天使時，總是會遇到一種挑戰的聲音。孩子們會提出質疑：「為什麼要我們跟他在一起？為什麼下課我們不能找其他小朋友玩，卻要跟他玩？」

以選擇性緘默症孩子為例，孩子很容易抱怨：「我們和他在一起，他又不說話，我們怎麼知道他在想什麼，而且，他也不和我們聊天，根本一點都不好玩。為什麼我們需要這麼做？或許，他還討厭我們呢！不然，為什麼不跟我們說話？」

這些孩子的質疑很自然，這沒有對錯，所以也不需要去批評孩子。**在安排小天使的過程中，我不建議用強硬的方式，要求班上的孩子「一定」、「應該」、「非得要」和選擇性緘默症孩子進行相處。**如果孩子拒絕當小天使，這時，我們也不需強求。

以影像作為媒介，演練同理心

當我們希望班上的孩子能夠同理選擇性緘默症同學，這時，我建議一種做法，就是**讓孩子揣摩選擇性緘默症同學內心裡的感受。**

對於一般孩子來講，在過去的經驗中，如果沒有接觸過選擇性緘默症相關的議題，他們是很難去體會對方的內在感受。其實，這一點，連我們大人也是一樣。

透過影像，例如日本動畫電影《好想大聲說出心底的話》（這部電影也有真人版、輕小說以及漫畫），我們可以讓孩子在接觸這些媒介之後，試著讓自己化身為當中的角色，進行一些內心的獨白。揣摩在大家的面前，不敢開口說出來的那一種內心的掙扎。

同時，對於別人的嘲諷、揶揄、欺負，如果自己化身為主角，又是如何看待？先以這些媒介裡面的角色，作為演練的對象，隨後，再讓孩子試著扮演班上的選擇性緘默症同學，想想他們是如何地思考，如何地感受。

因為要揣摩，所以我們多少都要猜測，既然是猜測，這當中可能會存在一些誤差。

然而，因為我們有動機想要了解，想要認識選擇性緘默症同學內心裡真正的想法，因此，藉由一次又一次的修正，多少會讓我們更加貼近選擇性緘默症同學的內心世界。

當班上的同學可以設身處地的，試著以當事人的立場來進行一些內心陳述。例如：「如果我是選擇性緘默症孩子，我希望……」這時，你會發現，班上同學們就比較能夠以合理、貼心、接納的方式來看待這些沉默的聲音。

不滿與反彈的聲浪瀰漫——同儕衛教宣導的必要

「現在，點到名字的同學，請站起來唸，聲音愈大聲愈好。」

蕭老師講完這句話後，眼神就輕輕地飄向天嵐，但天嵐依然低著頭，望著桌上闔起來的英文課本。

「來，第一個，吳承志，開始唸。」To be, or not to be, that is the question.「很好，發音很標準。下一個，李心媛。」

承志坐了下來，心媛站了起來。就這樣，每個同學，依學號順序，被老師點名，站起來唸著莎士比亞《哈姆雷特》的這句話。

「賴仁堅，你再唸一次，剛剛question這個音發得怪怪的。」

仁堅面有難色地站了起來，To be, or not to be, that is the question.但在蕭老師還沒有做回應前，仁堅突然拉高音調抱怨著：「老師，為什麼何天嵐都不用站起來唸？明明她的號碼就在我前面。每次都這樣放水，跳過去，不公平！」

說完，仁堅斜眼瞪著天嵐，但如同以往，天嵐依然沒抬頭。

「對嘛！為什麼她可以不用說，每次都只要用錄音、用寫的就可以？為什麼其他人就要當場站起來講。這根本不公平！」

「她到底有什麼特權？那我們也想要回家錄音。」

「站起來講，本來就比較容易緊張，而且，比較容易出錯，在家裡錄音，隨時可以修改，多好。」

底下同學們的質疑聲此起彼落，讓蕭老師一時也不知該如何回應。

天嵐頓時顯得很尷尬，她的頭一直低低的。

在教室裡，天嵐最怕的就是大家都在討論自己，而自己卻無法說出任何一句話。

蕭老師有些支支吾吾地：「天嵐不說話，是因為她很焦慮。」

基於孩子的隱私以及個資，蕭老師說得很委婉。

但此話一出口，同學們卻反彈：「又是藉口，誰報告不焦慮？站起來講話不緊張的？哪能這樣，只要說焦慮，就可以有差別待遇？」

「老師，我們不能說話，因為，我們也好焦慮啊！」阿彪故意拉高音調。其他小朋友噗哧笑了出來，稍微緩和了剛才緊繃的肅殺氣氛。

蕭老師發現，似乎應該和班上同學們討論天嵐的事情，只是這牽扯到特教宣導，又關係到孩子的隱私，比較敏感。

「但這真的是否需要讓同學了解？而且，要了解到什麼程度？」蕭老師十分猶豫。「大人都不見得能夠清楚知道這些選擇性緘默症的孩子到底怎麼了，更何況是小朋友，同學們真的能夠了解嗎？難道，我們只要跟他們講天嵐得了什麼病、患了什麼障礙，這些孩子們就能夠馬上接受嗎？更何況，天嵐不說話，在其他孩子的眼中，根本就不是個問題啊！」

不過，直到今天，班上的同學們還是沒有人了解，原來天嵐的不說話，是一種焦慮的「疾病」。

意中心理師說選擇性緘默症

從衛教宣導立場來看，在說與不說之間，並沒有絕對。畢竟，每一個選擇性緘默症孩子的情形，從輕微到嚴重都有明顯的差異。什麼時間說？用什麼方式說？跟哪些人說？這部分會隨著每一個人的狀況，而有不同的考量。這一點，有待與家長、導師、資源班老師、輔導老師或心理師共同討論，以找到一個最適切的時間點。

但請提醒自己，必須避免等到選擇性緘默症孩子被欺負、被霸凌的問題出現了，再對同學們進行衛教宣導，因為深怕為時已晚。

教師研習中的選擇性緘默

在教師研習現場，我常常會和老師們分享一件事。

因為在親職講座現場，家長主動提問的需求與動機，通常非常地高，然而，在教師研習現場，老師則容易傾向陷入選擇性緘默的狀態。我會這麼說，主要是當我在現場詢問：「各位老師，有沒有任何的疑問或想法？」現場常常陷入一片寂靜。老師們緘默了。

當中，我試著讓老師感受，除非自己真的沒有任何問題需要發問，否則，這種情況，就像選擇性緘默症孩子在教室裡，沒有辦法在大家面前回答問題一樣。

不過，有時還會遇到另一種狀況。我常常會請現場的家長或老師盡可能提出問題。以我的立場，我希望相關的提問與回應，都可以和現場所有的聽眾們進行分享與討論。同時，中場該休息就休息。

但我常常發現，有時，家長或老師會在休息時間走到前面來，告訴我：「不好意思，心理師，我會害羞，比較內向，我不好意思在大家面前問，能私底下問你嗎？」

因此，**我也開始試著引導現場的聽眾，試著感受與覺察自己，除了害羞、內向之外，是否還有一些想法卡住了我們**，讓我們自己無法那麼容易在大家的面前提問？是否這些想法與顧慮充滿了非理性，但我們卻不自知？

例如，擔心自己所提的問題，會讓現場聽眾認為：「這問題有什麼好問的？」或「會不會我提出問題，會讓人家覺得我在教養上或在教學上有問題……」又或擔心在別人的面前，自己的表達不是那麼充分、那麼完整，而感到畏懼，因為無法不在乎別人看待自己的眼光。

我舉這些例子，主要的目的在於讓我們也可以試著以選擇性緘默症孩子的立場去思考和感受，為何他們在教室裡難以發言。

自我表露的示範

當父母以及老師的自我表露經驗比較少，這時，我們陪伴的孩子，自然而然在耳濡目染我們的行為模式下，也跟著在別人面前，很少談論自己，或很少在別人面前，表露自己的內心想法與感受。

如果我們期待孩子能夠自在地開口，那麼，就先讓我們練習在大庭廣眾前，先適度地自我表露。

保密與告知的拉扯

有時，父母不太希望將孩子患有選擇性緘默症的問題，讓班上同學知道。但是，對於老師而言，這一點令他們頗為為難，因為班上的同學總是反映，老師在對待選擇性緘默症同學時，和其他人的要求、標準很不同，因此覺得不公平。

這時，**我會試著問家長，他們不希望其他同學知道的顧慮，到底是什麼，這需要清楚地釐清**。有時，就怕我們沒有清楚地思考，而一味地擔心孩子的緘默問題被知道，卻讓孩子與同儕的關係，因為不了解或誤解，而陷入更糟糕的狀況。

這也是為什麼我總是強調面對選擇性緘默症，特殊教育的介入是非常重要的一件事，因為這牽扯到孩子的緘默。當影響到學業學習以及班級經營的情況，這時是需要孩子的個案管理老師（資源班老師），針對孩子的狀況，和家長與相關老師進行討論。

這當中也包括如何針對班級同儕進行特教衛教宣導，以協助釐清班級同學們的疑慮，以避免造成同學與選擇性緘默症孩子的關係更加疏離以及惡化。

到底孩子的問題需要說明到什麼程度，到底孩子的問題需要跟哪些同學說明，在講的過程中，是否需要孩子在場？家長是否需要在場？

同時，讓班上的同學了解，每個人在一些不同的事物上，可能都存在的不同焦慮。對他們來說，這些焦慮也許相對地短暫，可能事情一過、時間一過，問題就解決了。但是，對於選擇性緘默症孩子來說，這樣的焦慮，卻可能導致他在思考上陷入一片空白，或心裡出現極度的恐慌、害怕、畏懼，讓自己的能力與表現明顯受到影響，而無法發揮出該有的水準。

緘默身分的公開？

如果沒有事先讓周圍的人清楚地了解孩子的狀況，是很容易造成對選擇性緘默症的誤解。尤其，當同學們在第一時間，存在著刻板印象，後續就要花更多的時間、更多的心思來做調整。難度上也會倍增。

這種情況，就像是當選擇性緘默症孩子在教室裡，已經遭受了同學們的欺負、霸凌，再來收拾後續的殘局，就會顯得更加地困難。

如果班上的孩子很明顯是傾向於嚴重的選擇性緘默症的問題，也就是說，孩子的外顯行為，長時間處在面無表情、肌肉僵硬、動作遲滯、眼神不敢直視等，這時，對於周圍的許多同學來說，他們很直覺地就覺得對方整個不對勁。若是這狀況，就非說不可了。

同理選緘，角色演練

感同身受，就從教室裡的角色扮演開始練習起。

當某個同學被選定作為選擇性緘默症孩子的角色，這時，這同學就必須要在這一天中，不能開口說話。

無論你有多少的想法、感受，無論你面對多少不合理的要求而深受委屈，無論對方對自己做出多少不合理的舉動。當然，這畢竟是演練，因此，這些舉動也必須設定在安全範圍內，不至於讓你身體受傷。

在過程中，引導扮演選緘的孩子，學會覺察當自己想開口卻無法開口時，內心裡可能出現的情緒反應。老師可以事先將這些情緒詞彙條列出來，例如焦慮、緊張、沮喪、傷心、難過、憤怒、不滿、懊惱、厭惡等。

同時，讓孩子在紙上，試著標定出自己所出現的情緒反應。這些情緒反應不只是單一，可能同時有兩種、三種情緒出現的組合。

並且，在這些情緒字眼上，引導當事人自我評量、自我覺察這些情緒反應的強度。例如，當自己想說話，卻無法開口時，自己內心裡感受到沮喪，這時，沮喪的程度從弱至強，區分為1、2、3、4、5，讓孩子慢慢地練習，將他的沮喪程度記錄下來，以了解自己目前正值什麼樣的狀態。

試著讓孩子把他無法開口說話的狀況寫下來。在寫下來的過程中，再與孩子彼此討論，這樣的想法是否合理。

同時，也讓扮演選擇性緘默症的孩子，透過書寫，試著敘述自己期待周圍的同學以及老師，如何對待自己。

設身處地的為對方著想，在這之前，必須要先具備我們想要進入當事人世界的動機。

當然，在演練過程中，我們也許只是短短的一次、兩次，也許只是短短的半天、一天，但是，在這個過程裡，試著讓扮演選緘的孩子慢慢地思考，當這樣的負面想法以及感覺，如果延長到一個禮拜、兩個禮拜、一個月，甚至於一學期、兩學期、一整年，那麼，他就可以想像，對於班上的選擇性緘默症同學來說，他們內心的狀態。

也許我們的感受以及想法與真正的當事人並沒有辦法完全吻合，但是我想，已經非常非常地接近。

Chapter3

選擇性緘默症的輔導與教養策略

當蝴蝶不再飛了——焦慮的自我覺察

「蝴蝶，蝴蝶，生得真美麗。頭戴著金絲，身穿花花衣。你愛花兒，花兒也愛你。你會跳……」

偉力唱著卻突然間愣住了，他的嘴巴張得大大的。偉力望著老師，隨後，眼神慢慢飄移到地板上。

「偉力，你剛才在做什麼?老師看你唱歌、跳舞挺開心的耶。」

偉力一句話都沒說。偉力像是被點了穴道，整個人僵在現場，動也不動。

「奇怪，你明明會唱，也會跳啊。為什麼在教室上課，你卻不說也不動?」老師一臉納悶。

被老師瞧見的那一剎那，對偉力來說，就像被雷擊到一樣。頓時，他的腦袋一片空白。

老師剛剛說的話，也完全進不了偉力的耳朵裡。偉力僵住了。

老師看著偉力，納悶他怎麼又回到原來的模樣。「好啦，好啦，不吵你了。如果你想跳、想唱，你就繼續吧。三分鐘後就要上課了，記得準時回教室。」老師說完，一臉不解的轉身就走。

再唱？再跳？說真的，這時，對偉力來講，哪動得起來？偉力非常懊惱，「怎麼辦？剛剛被老師看見了。老師回到教室，會不會跟全班同學講，原來我會說、會動，跟在教室裡都不一樣，那樣，同學到底會怎麼想。早知道，我就離開教室遠一點，就不會被瞧見了。」

但被老師看見，事實已經擺在眼前，無論偉力再怎麼懊惱，就是被看見了。

難得渾然忘我的一刻，陶醉在自由自在的想像裡。剛才那一段「蝴蝶飛舞」的時刻，對偉力來說，就像是飛翔在天空，是多麼愉悅的享受。因為，在教室裡，自己已經壓抑好久了，無論是從上學到放學，從進校門到離開校門，也只有遠離教室，才有機會唱唱歌，動動身體，好好放鬆。

只是，這一回，蝴蝶變得不美麗了。他身上的花花衣，已經被老師瞧見了。「你不愛花兒了，花兒也不愛你了。」偉力心裡想，他又得要繼續沉默下去了。

意中心理師說選擇性緘默症

對於選擇性緘默症孩子來說，他們的注意力很容易聚焦與窄化在不合理的狀況，他們會不斷地放大、擴大自己的害怕、焦慮與恐懼，而讓自己的說話行為被抑制住。

自然點頭或微笑

當你發現孩子獨自在一旁，像蝴蝶般輕快地飛舞，與教室裡的模樣判若兩人時，**我建議你，在當下，你就自然而然地微笑或點頭就好。**不要刻意反應，以降低孩子的過度敏感，也減少孩子過度注意他人是如何看待自己的狀況。

別製造下一個問題

面對焦慮的孩子，最忌諱的方式，就是制止他，但這種情況，又是大人經常在做的

事。

有些孩子，不時因焦慮咬著手指頭。爸媽、老師長時間不斷地提醒、叮嚀，但卻依然沒有任何起色。

曾經，有家長問：「心理師，我的孩子一直咬手指頭，到底該怎麼辦？」在回應之前，我一定會先問一件事情。

「媽媽，請問這麼多年來，對於改善孩子咬手指頭這件事，你曾經做過哪些努力？」

這時，你會聽見媽媽回應：「有啊！我總是不時提醒他。你再咬，我就要塗辣椒、貼ＯＫ繃了。」

聽到這樣的反應，我只能搖頭，無奈苦笑。

因為這樣做，我們既沒有解決孩子的焦慮問題，反而又製造了另外一個問題，讓孩子心裡的負擔加重，也更為焦慮。

焦慮的覺察與處理

沒有覺察，就沒有改變。

引導孩子覺察到自己的焦慮，讓孩子清楚了解自己的情緒。同時，引導孩子覺察自己的想法，是如何影響自己的焦慮情緒與緘默行為。

當覺察清楚了，孩子會比較明確知道，接下來該如何因應自己的說話行為，同時學習如何控制自己的焦慮情緒。

只是，在進行焦慮覺察的過程中，必須特別留意，有些孩子並不適合過度強調，以免過度放大焦慮而招架不住，無法做任何的控制，反而讓孩子更加放大自己的焦慮指數。

因此，在進行過程中，必須特別留意孩子的反應，是否適合在這個階段提前和他進行討論。

留意焦慮颱風警報

自我焦慮行為的覺察，對當事人來講，需要非常仔細留意，甚至於當焦慮行為一出現，自己就必須要能夠警覺到這種情形。就像警報器一樣，只要有一點點小小的煙霧，警報就會響起。

覺察是提醒自己，需要做一些調整。例如，當孩子發現自己習慣性用手撥弄頭髮、摳咬指甲，這時，就得需要留意自己，是否已經開始進入焦慮的狀態。這就像是颱風外圍環流是否已經逐漸接近，是否已需要宣布海上颱風警報，或同時發布陸上颱風警報。

列舉孩子的焦慮呈現

讓孩子了解，當焦慮來的時候，自己的身心會有怎樣的變化。

我們可以用一種簡單的方式，來判斷孩子的焦慮。

從頭到腳，孩子是否出現這些行為。例如，是否不斷地捲頭髮、撥弄頭髮、玩頭髮、拔頭髮、摸頭髮？不斷地抓臉、摸臉、摳臉？不斷眨眼、臉皮跳動、臉部表情僵硬，不時地咬嘴唇？是否歪著頭？將頭逐漸地傾向到肩膀上，肩頸是否僵硬？眼神是否不敢直視對方？是否不時地咬手指頭、摳指甲？是否手心盜汗、腸胃不適、頻尿，想要上廁所、拉肚子，或全身僵硬不動？

不同的選擇性緘默症孩子，在教室裡的緘默與說話行為不盡相同。例如，有些孩子在班上可以舉手，但是如果需要開口說話，卻需要走到講台前，在老師的耳朵邊，輕聲細語地說。但對於有些孩子來講，如果要在大家面前舉手，甚至於走到台前輕聲細語地說，這樣的舉動，反而更容易讓他們感到焦慮不安。

列舉開口說話與緘默的情境

選擇性緘默症孩子對於特定的情境會顯得焦慮，試著與孩子一起討論，讓自己感到焦慮的情境會是哪些。愈具體愈好，這些情境包括人、事、時、地、物的不同排列組合。

人：和哪些人面對面的時候，自己比較容易開口說話，或緘默不語。例如父母、兄弟姐妹、導師、科任老師、同學、醫師、心理師、治療師、店員、陌生人或親戚朋友等。

將這些條件列出來，讓孩子更為清楚知道，自己與周遭他人相處互動的模式，為什麼會如此不同。**協助孩子，從容易開口說話或不說話的對象中，尋找共同的關鍵因素**，例如，是否是熟悉度決定了孩子說不說話。

事：例如口頭報告、同學聊天、老師問話、做錯事情、陌生人問路、自己不擅長的活動等。

時：例如國語、英文、數學、社會、自然、體育、美術、勞作，安親班、補習班等上課時間。

地：例如班級教室、才藝教室、輔導室、門診、大庭廣眾前等場所。

物：例如對自己相對熟悉、擅長，或陌生的事物等。

以上的情況，每個孩子不盡相同。與孩子一起列舉之後，可以作為一種自我了解的方式。

進一步釐清孩子對於上述組合的看法，確認孩子是否存在不合理的負面想法。如果存在，那麼，這些想法到底是什麼，試著從改變孩子的認知，進行調整。

非理性的認知評估

選擇性緘默症對於周遭環境的評估，往往會形成錯誤、不合理的解讀，因此容易放大、扭曲當下情境對於自己的威脅性。

這些非理性的預期、認知評估，反映了他們對於在教室裡開口說話這件事情的內在想法。

為什麼孩子會如此的預期？這些預期，孩子所依據的到底是什麼？為什麼孩子如此的認定？他所擔心的事情一定會發生嗎？或許，這樣的推論來自於孩子過去的負面經驗所累積。

這些充滿負面能量的經驗，總是造成孩子對於當下說話的情境（例如教室），產生很大的焦慮與困難。我們可以回想，選擇性緘默症孩子在過往是否存在著一些不愉快的說話經驗。仔細推敲，你會發現問題的癥結點。

說不出所以然的原因

對於有些選擇性緘默症孩子來說，他們也不清楚自己為什麼在教室裡不開口。孩子可能告訴你，在他們的印象中，在幼兒園、在剛進小學，自己就開始漸漸地不說話了。至於到底是什麼原因讓自己不說話，孩子也說不出明確的原因。

列出孩子不說話的理由

每一個孩子不說話的理由，不一定相同。前面提到，孩子並不見得了解自己為什麼會這樣。這時，由我們來幫孩子，把各種可能的原因，一一條列出來，讓孩子來判斷自己是否陷入這樣的狀態。

◆**我不想說，因為我怕說話會被別人笑。**

詢問孩子，是因為擔心自己的說話內容、說話音量、說話的方式、說話的語氣、說話的語調、表達方式被嘲笑嗎？

進一步的協助孩子，以剝洋蔥的方式，一層一層將問題進行釐清，例如：「別人笑，對自己來說，是什麼樣的意思？」「這樣的笑，對自己來說，帶來的情緒感受會是什麼？」「在過往的經驗，是否自己曾經被笑過？」

◆**怕自己說的話，別人聽不懂。**

擔心別人聽不懂，是因為自己說話的音量？還是表達的內容？當對方聽不懂，我們自己是否有勇氣，再陳述第二遍？或是以書面加以補充？對方聽不懂，對自己來說，會造成什麼結果？

◆**怕自己說的話，別人聽不清楚。**

是因為自己說話的音量，或說話的清晰度？如果對方聽不清楚，會對自己帶來什麼樣的聯想？是認為自己表現得很糟糕，擔心對方對自己的印象變差，或是擔心對方因為聽不清楚，繼續問下去？

◆怕別人不想聽。

這顧慮是對於自己所談論的話題沒有自信？還是不清楚對方所感興趣的內容是什麼？如果不確定對方想聽什麼，那麼，我們是否有勇氣詢問對方，聽聽看他的意見。**如果用說的有困難，那麼，是否先透過書面或是社群軟體，例如**Line、FB、IG**作為溝通？**

◆怕說話，被別人聽到。

如果自己的聲音被聽到，到底會怎麼樣？是擔心對方聽到之後，他的反應超出我們的預期，讓自己感受到難堪，羞愧？在過去的經驗裡，當自己的聲音被聽見，是否有造成不愉快的經驗？如果有，那這些經驗會是什麼？

◆怕說話後，別人繼續問。

為什麼擔心對方繼續問？是擔心自己對於問題的理解有困難？或是對於問題的答

案沒有把握？還是畏懼、害怕與對方一來一往的對話太過頻繁？

◆**不說話，別人不會問**。

為什麼自己那麼的肯定？同時，對於別人不會問這件事情，是否真的讓自己感到安心、自在？還是，反而顧慮與對方之間會形成疏離感？

◆**不知道說什麼**。

如果真的不知道自己該說什麼，或許先聆聽別人在討論什麼話題。必要時，說出自己所熟悉的內容。

◆**怕自己說錯話**。

如果真的說錯話，到底會怎麼樣？你在擔心什麼？擔心對方出現什麼反應？然而，這些擔心是否合理？

◆**怕說話後，別人出現不好的反應**。

思考過去別人可能曾經出現的反應，為什麼自己對這些反應會感受到不愉快？自己對這些反應又是怎麼解釋？同時，在解釋過程中，是否合理？

◆**別人認定自己不會說話**。

當別人這麼認定，為什麼自己就不再開口？如果開口，到底又會怎樣？思考為什麼自己對別人的認定這麼在意？

◆**不說話，是對自己的承諾及約定**。

思考自己為什麼會有如此的承諾以及約定，這樣的承諾及約定，到底自己所追求的是什麼？真的打破這些承諾以及約定，對自己又會帶來什麼樣的結果？是否可以調整與自己的約定，改為在班上開口說話？

◆**不想說**。

自己不想說的理由，除了就是不想說之外，思考在什麼樣的情況下，自己比較會有動機與意願開口說。

◆**不知不覺就不敢說話**。

試著追溯自己過往大概是從什麼時候開始不說話了。仔細回想，在當時，是否有哪些經驗和事件，導致自己後來就不再繼續開口？

◆怕說話聲音太小，別人聽不到。

如果擔心自己的聲音太小，是否敢靠近對方？是否敢把音量拉到稍微大一點？當自己說話了，別人聽不到，自己又是如何來解釋這件事情。

◆莫名的恐懼、害怕、焦慮，說不出任何理由。

當然，許多的事情，對每一個人來說，不見得都有那麼明確的答案。也可能因為如此，讓自己的負面情緒長時間一直沒有獲得解決，而持續對自己造成破壞性的影響。說不出理由，是沒有理由？還是我們自己並不想去探索，當中存在的理由是什麼？

以上，這些不說話的可能原因，以及所有延伸出來的提問，都可以作為孩子自我對話的練習。

在引導孩子的過程中，可以試著讓孩子透過書寫或是口語進行表達。進行的目的，主要是讓孩子可以自我探索，關於自己在教室裡不說話行為的內在想法。

當孩子說不出來時，你可以將這些內容條列出來，顯示給孩子看，讓孩子從中參考，並做判斷。

孩子害怕說話的原因，可能存在於以上其中的一項或者是幾項的組合，這是一種協助孩子進行自我查核的方式。至少，讓孩子清楚知道可能的原因，我們才有機會進一步協助孩子去探究自己可能存在的想法，並且從中找到解決的關鍵因素。

不聽使喚的焦慮——如何學習自我駕馭情緒

「熙妍，你到底怎麼搞的？每件制服的衣角都被你揉得皺巴巴的。你沒事玩什麼衣服？還有，我告訴你，你到底知不知道自己掉了多少顆釦子？」

每次一洗完衣服，熙妍媽媽就發現熙妍的制服老是少了些釦子，害自己得要花許多時間，不斷地重新縫補。

「我又不是在玩，一定是你洗衣服的時候，洗衣機把我的釦子弄掉了。」

「弄掉的？你騙誰呀？如果弄掉的，那釦子應該會掉在洗衣機裡面，怎麼會不見了？難道我們家的洗衣機會吃釦子？」

「說不定，我們家的洗衣機就是會吃釦子。」

「你還在跟我胡扯？你在學校到底都在幹嘛？」

熙妍心裡也在想：「我都在幹嘛？」說真的，自己還真的不能幹嘛。每次坐在座位上，就不時得擔心老師會不會叫到自己。

「第三題，誰要站起來回答？」老師眼神掃視著全班同學。

這時，對熙妍來說，她的手就會不自覺地放到桌子底下。熙妍不停地擰著自己的衣角，用力搓揉著。

「我再問一次，有誰要自動站起來，回答這個問題？」

如果有同學自告奮勇，這該是多完美的事啊！但事與願違，熙妍的心裡不時嘀咕著：「不要叫我，不要叫我，不要叫我。」

「這一題，沒有人要回答？那我要開始叫人了。」

這時，熙妍的兩隻手在衣服的釦子上轉啊轉、扭啊扭，就這樣，釦子愈來愈鬆動，最後連釦子掉在地上，熙妍都沒有覺察到。

老師為了讓孩子們可以積極參與課程，適時回應，所以上課所教的內容，以及在教學上，都採取了由同學們主動，或老師唱名回應的上課模式。這讓熙妍壓力很大，她整堂課都戰戰兢兢的。

「李熙妍，你在幹嘛？我在跟你講話，你到底有沒有聽見？」

熙妍兩個眼睛瞪著天花板，嘴巴張得大大的。

「下次如果再讓我發現，你的釦子又不見，你的衣角又給我揉成這副德性，你看我不修理你才怪。」

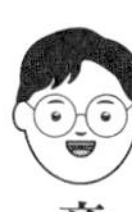

意中心理師說選擇性緘默症

當自我覺察焦慮情緒已出現浮動，這時，如何讓自己在第一時間緩和焦慮，讓焦慮回復到可控制的狀態，這是選擇性緘默症孩子必須面對與學習的課題。

沒錯，焦慮非常的自然，但我們卻不能視為理所當然，任由這些焦慮無止境的瀰漫，而影響到自己的說話與行為表現。

當我們沒有好好因應自己的焦慮情緒，這時，焦慮就像隻不受管教的怪獸般，強度不斷地放大、擴散，肆無忌憚地吞噬著你的心、你的注意力、你的說話能力，讓你愈來愈不像自己。

轉移注意力

在教室裡，你的注意力總是聚焦在老師會不會叫到你，最後，你可能發現自己的嘴巴愈來愈緊閉，牙齒與舌頭似乎好久都沒有出來透氣。你隱隱約約感受到自己的手心在盜汗。你猛吞口水，喉嚨緊縮。

你已經覺察到焦慮開始又在作怪了，但你真的不能再任由它來影響你。這時，你必須開始啟動注意力切換模式。沒錯，你需要用點力，將你的注意力轉移到其他的事物上。

而此刻，你的注意力正在進行拉扯，但是，最後決定你要關注在哪一件事情上，你其實擁有主場優勢，決定權依然是在你自己的手上。

例如，在課堂上，你總是在想老師會不會叫到你，要你開口說話。這時，切換模式啟動，把你的注意力聚焦在手中的原子筆上，你會發現，自己左右手的大拇哥與二拇弟，正彼此施力在原子筆上。

在這過程中，你將發現，注意力的拉扯，就像兩軍在作戰一樣，就看哪一方的力道夠大，把對方拉了過去。

既然要透過轉移的方式，壯大自己在教室裡的情緒主控權，這時，就真的得透過平時的練兵，多練習各種轉移注意力的技巧，以捍衛自己的情緒在合理範圍內。

例如，**當焦慮上來時，試著讓自己的注意力聚焦在特定的事物上**，各種你在教室裡能夠找到的刺激都可以，像是教室裡牆上的時鐘，你可以仔細聆聽時鐘的滴答聲，或專注於老師鼻梁上的眼鏡，甚至於，將注意力切換到班上，那一位能夠讓自己感到自在、愉悅的同學，你想像兩人相處時的輕鬆畫面，例如一起追逐、聊天、嬉戲。當然，畫面的短暫出現，是為了有助於讓自己的焦慮轉為舒緩，隨後，你再將注意力回到課堂上老師的上課內容。

引導孩子隨時提醒自己，每個人當下想要關注在哪一件事情上，其實自己是可以努力來決定的。

深呼吸，控制焦慮

現在，一起和孩子來練習深呼吸的控制遊戲。

◆拿出一張紙，讓上面沾一些水，再放上水彩的顏料，和孩子一起用嘴巴吹著紙上的水，讓紙上的顏色漸漸地暈散開來。

讓孩子在吹的過程中，去感受自己正在控制呼吸。同時，讓孩子想像，他正在創作一幅作品。

◆和孩子在電風扇前擺上一張紙，任由電風扇吹呀吹。試著撕下幾張小紙條，這時，引導孩子想像將自己化為一台電風扇，開始吹著眼前這些小紙條，吹高高、吹得翹翹的。

◆和孩子一起玩吹泡泡遊戲，讓孩子試著將泡泡吹到最大。在這個過程中，讓孩子感受吹泡泡，就如同自己在控制自己的呼吸一樣。

繼續和孩子腦力激盪，還有哪些遊戲，可以讓自己好好深呼吸，好好緩和自己的焦慮情緒。讓自己的焦慮隨時能夠回復到一種穩定的狀態。

修正負面想法，打破自我預言

選擇性緘默症孩子很容易自我暗示、自我預言，自己隨時會面臨一種糟糕的狀況。

例如，認為自己會被老師叫起來問問題，自己會說錯話，會回答不出來，同學會聽不見他的聲音等。愈是這麼思考，自己的焦慮指數就會愈來愈高。

試著引導孩子，打破自我預言，換另外一種方式來表達。例如，使用正向、合理的話語，把它說出來、寫出來。這些話語具備了一種積極的作用，可以打破、反轉、改變自己原本預期，可能會發生不好事情的想法。

例如，原本擔心「老師叫到我，該怎麼辦？」這時，在心裡可以大聲告訴自己：「這題很簡單，我已經練習很多遍了。」或「這種問題，連三歲的孩子都可以回答。」以及「很抱歉，我本來就會說話。」

負面的解讀，往往帶來強大的殺傷力，所以，有時可能只是一個念頭的扭曲，就讓自己整個說話行為動彈不得。試著重新修正自己，對於開口說話的內容，用一種自己能掌控的方式，也比較合理的說法，來取代自己的負面想法。

想法上的轉換，可以多多使用。例如原本存在的負面想法是：「我在班上，已經很久沒說話，如果我突然說話，同學會覺得很奇怪。」這時，引導孩子做調整，調整為「說話本來就是很自然的一件事情，所以，我如果突然間開口說話，只是恢復自然而已，同學也會認為理所當然」。

剝洋蔥，探究自己內心的想法

引導孩子探究自己內心的想法，就如同剝洋蔥一般，一層又一層，在過程中，雖然容易讓孩子感到眼睛刺痛，淚流滿面，但一次又一次練習之後，孩子逐漸學會控制自己的想法，而擺脫逃避，勇於面對。

例如，孩子原本存在的念頭是：「我在班上不說話，因為我擔心，我怕說錯話。」這時，**我們可以和孩子一起討論，「說錯話，會怎樣？」「我到底在怕什麼？」「為什麼我會認為說錯話，後果就是那麼嚴重？」「這嚴重的事情，到底是什麼，為什麼我那麼深信它一定會發生？」**

瞬間的誤判，關係的裂痕——別使用強迫方式處理焦慮

之一

這個小女孩的聲音我只聽過一次，當時，她不斷哭喊著：「阿嬤，阿嬤，我要阿嬤。」在那一次之後，我就沒有再聽過她的聲音了。

老師觀察發現，小學一年級的她，在班上很少開口，且和阿嬤黏很緊。

當時，為了試著了解她和阿嬤的依附關係，我請阿嬤先行離開輔導室。沒想到小女孩的情緒霎時變得非常激動，她執意要離開輔導室，去找阿嬤。

當時，我刻意站在門口，擋著這個小女孩，只見她口中不時大聲哭喊著：「阿嬤，阿嬤，我要阿嬤……」然而，當我決定要擋住這個門，我心裡多少也決定：無論

這小女孩的情緒有多麼激動，我都堅持阿嬤需要離開。

但只見小女孩的情緒愈來愈激動，這時，她的行為開始脫序了。她竟把輔導室書架上的書，一本又一本朝地板掃了下去。

一開始，我沒有阻止小女孩這舉動，我想讓她持續宣洩不滿的情緒。然而，小女孩的情緒一直沒有緩和的跡象。眼看著地板上堆滿了雜亂的書本，就像一場大地震之後的災情。突然間，小女孩還想將架上的電視機推倒，我毅然決然上前阻止了這個動作。

畢竟，小女孩這個舉動，已經超出應有的界限。

然而，對於自己當時強烈要求阿嬤離開小女孩的視線。事後回想，應該有更適合的方式。說真的，當時的處置是粗糙了一些。或許，小女孩還沒有心理準備應對阿嬤不在身旁的狀況。

我後來反省，當彼此之間的關係處在這種衝突狀態，假如我是那個小女孩，我是否還願意和眼前這位心理師說話。如果小女孩的心裡真的有些話，想要開口說，可能那個人也不會是我。

在選擇性緘默症的處理過程中，有些處置，在當時可能沒有很仔細、周延地思考，因而，在粗糙的介入之下，導致後續關係的惡化或難以建立。

類似的模式，在過了許多年之後，又再次發生了一次。

在與孩子的互動上，當我們採取了比較強硬的方式，看似是要求孩子必須妥協，但妥協卻不等同於孩子就一定會在你面前開口說話，甚至於有可能孩子的嘴巴就更加緊閉。

雖然在實務工作上，總是在這樣不斷嘗試的過程中，找到最適合孩子的方式，但我依然隨時提醒自己，應該要覺察自己的介入方式，是否對於協助的孩子反而造成了反效果。

之二

眼前，這孩子和媽媽之間的關係到底是分離焦慮，或是其他的因素，不然，為何孩子總是黏在媽媽身旁，形影不離。

於是，我請媽媽稍微試著離開座位，先往裡面的教室走去，而當媽媽一離開沙發，孩子也跟著媽媽走了進去。

在這種情況下，我依然無法分辨媽媽與孩子分開，是否存在焦慮的情形。雖然，孩子看似黏附得很緊。

當下，我再請媽媽離開這教室，回到外面的沙發上。這時，孩子也跟著要離開。此時，我用手擋住了走道，如同前面小女孩哭喊「阿嬤，阿嬤，我要阿嬤……」的例子。

然而，這舉動卻激怒了孩子。當下，她執意要離開這教室，但在過程中，她卻依然緘默，不像前面那個小女孩，當時，她還大聲哭喊著：「阿嬤，阿嬤，我要阿嬤……」沒有，這孩子完全沒有說話，但從行為上，可以明顯看到她極力想要掙脫。

這時，我的內心快速浮現許多假設。難道與媽媽分開，對這個孩子來講，真的是如此地焦慮或痛苦嗎？還是，這孩子抗拒諮商？或是孩子懼怕眼前我這位心理師？

很多的假設，在我的腦海裡不斷地翻轉。只是，當下我也遇到一個狀況，就是我與孩子的關係已經陷入了僵局。我心想：「如果我依然採取強硬的方式，可以設想的是，孩子在日後將很難再與我維繫關係。」雖然，我們先前的關係建立也不是很順利。

只是，眼見這局面，我最後仍不得不放棄，不得不宣告失敗了。我妥協了，我將擋住的手放下了。前面的這些舉動，造成孩子有段時間拒絕接受諮商。

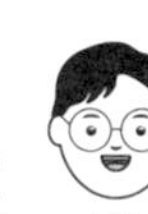

意中心理師說選擇性緘默症

在和選擇性緘默症孩子的互動過程中，我們總會有一些研判、思考，最後並決定一些介入的方式。而在選擇這些方式之前，雖然我們沙盤推演了很多的可能性。但是，**請特別提醒自己，當選擇這麼做的時候，我們也必須預期，孩子可能會出現的最壞狀況是什麼。**

結案，不輕易開口

面對孩子的抗拒諮商，很容易讓第一線的助人工作者，幾經思考後，心想：「既然孩子不來，那麼，我們可能就得要進行結案。」

但對我來說，**結案，絕對不是我優先考量的選項。**我會繼續想辦法解決眼前這個棘手的問題。

危機處理，適時調整目標

我在臨床實務工作上，一直保持著一種態度——問題來了，只有面對它，解決它。如果解決不了，就再微調、再修正，找出最適切的方式。

既然孩子選擇不來諮商，也沒關係，**我就先把目標聚焦在與家長的溝通，重新調整諮商節奏與方向。**我試著協助家長，進行一些家長在家裡可以做到的介入方式，以及建議家長可以與老師溝通的模式。

謝絕強硬的介入

對於選擇性緘默症的孩子，在某些要求上，是否該採取比較強硬的方式？雖然這並沒有定論，端視眼前的孩子而有不同的選擇與考量，很難一概而論哪些方法可行，哪些方法不行。

但是我們必須要思考，這麼做的目的在哪裡。我們需要釐清，期待改善與澄清的目標是什麼。例如，釐清孩子是否存在分離焦慮，或確認孩子是否為選擇性緘默症。

但**面對孩子的焦慮，我非常不建議採取強硬的方式。**無論是懷疑孩子有分離焦慮，強迫當事人和主要照顧者分開，或者是面對選擇性緘默症，採取強硬的方式，要求孩子必須要開口回答。這麼做的風險很高，特別是很容易破壞了彼此的關係。

選擇性緘默症無法用強迫或處罰的方式來讓他開口，這麼做只會適得其反，造成反效果。

破冰的方式——如何讓選緘兒初試啼聲？

在演講中，我經常舉一個例子：「當你面對一個不說話的孩子，在你眼前突然咳嗽了，這時，你的反應會是什麼？」

也許，你選擇關心地詢問對方：「怎麼了？是不是感冒？不舒服？」這時，孩子可能是點頭、搖頭，或是依然不說話。畢竟，在這之前，孩子都還沒有在你面前開過口。

或者你的反應是：「要不要先休息一下，喝個水，讓自己舒服一點？」如果此時孩子點頭，於是你倒水，拿給他喝。至此，這個咳嗽的作用，可能就此結束了。

以下這個例子，是我自己一段非常特別的經驗，提出來讓大家參考。

究竟面對眼前孩子的各種情況，我們該如何抓對時機，以進行不同的因應，這沒有一定的標準答案，但卻可依照每個人各自在實務上的經驗法則，來做出適當的回應，並且觀察眼前這個孩子，在我們如此回應之後，他可能的改變。

每一個人的破冰方式，不盡相同。

如同許多選擇性緘默症的孩子，他不時表現出靦腆、害羞、退縮，他的眼神迴避，你可以明顯看到他的扭捏不安與不自在。

我和這孩子之間維持了一段很長的時間，但這孩子依然沒有明顯的聲音出現，只有偶爾，他能夠針對指令，做出一些動作反應。

但在一次晤談過程中，這孩子突然乾咳了幾聲。當下，我立即迸出了一句話：「哦，你慘了，你的聲音被我聽見了。來吧，現在把這一段唸一下吧。」

我一講完，馬上拿出我的iPad，連上網，打開網路新聞，將螢幕擺放在孩子面前。孩子很是錯愕，但也無可奈何。

改變的契機，一不小心很容易稍縱即逝。

我不時遞給他一個訊息：「你的聲音被我聽見了，但什麼事情也沒發生，所以，現在把上面的新聞唸一次吧。」

幸運之神降臨了。

我們彼此的破冰，就從這個咳嗽聲開始。這孩子清清喉嚨，當然，你知道的，第一句話，要脫口說出來，對他來說，真的是何等困難。

我又再一次強調：「你的聲音被我聽見了，但什麼事情也沒發生。」

你可能很好奇，究竟這裡的「事情」指的是什麼？當然，就是孩子內心裡，那一幕又一幕自創的驚悚小劇場。

大男孩深深呼吸，一次又一次。

我可以看見，這大男孩想要改變的動機，這股力量對他突破緘默很重要。

沒錯，當一個聲音出現，要再說出第二個聲音，就相對容易多了。我和他的聲音結緣，竟是在這波咳嗽聲中，我們彼此連繫起溝通的橋梁。

青春男孩的聲音之旅，就從朗讀文章啟航。

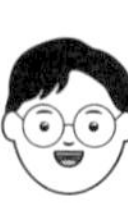

意中心理師說選擇性緘默症

選擇性緘默症孩子的內心裡有許多的疑惑、不安以及恐懼，就如同其他許多焦慮的人一樣，他們自己也感到莫名。「為什麼我不能像別人一樣，那麼輕鬆、自在地開口說話？」「為什麼別人總認為我只是故意不講話，說話哪有那麼難？」但是很抱歉，對選緘兒來說，說話就是真的那麼困難。如果能說，選緘兒早就說了。

試著去追溯孩子的緘默到底是從什麼時候開始，到底是什麼原因，讓孩子避而不談？是過去孩子說話的負面經驗？還是對於說話這件事情，孩子給了自己太過沉重的負擔？或是過去說話這件事情，曾經為自己帶來創傷經驗？

寧可朗讀，卻不願意回答問題

在許多選擇性緘默症孩子身上，你會發現，有些孩子可以很順利地朗讀，但是並不見得能夠自在、順利地開口，回應我們的問題。

有些孩子在朗讀過程中，雖然音量可能比較微弱，然而，大部分的情形，孩子通常可以按照你的指示，把你所要求的內容讀完。如果，他願意開啟第一段朗讀的話。

這時，讓我們來想想，為什麼孩子寧可選擇朗讀，卻不太回應我們的提問，縱使所問的問題，他知道答案，卻依然不太選擇回應你。

朗讀這件事情，對這些孩子來說，畢竟可以預期，因此相對自在。孩子知道，你要讓他讀的內容，就是眼前這幾段話。孩子很明確地知道，範圍在哪裡，讀完了，他也完成了任務。

但為什麼對於回答問題，孩子會是如此困難與掙扎？當你問了一個問題之後，孩子回應你了，這時，他發現，你卻繼續再追問下去，如此一來一往，讓孩子不曉得這樣的提問，到底要進行到什麼時候。

在這種情況下，會讓孩子感到焦慮不安，因為，這是一種沒完沒了的狀態，降低孩子開口說話的意願。

朗讀的拿捏

在這個過程中，**我們讓孩子朗讀的目的，主要在於讓孩子感受到他的聲音被聽見，但並沒有為他帶來所預期的不好後果。**

過程中，可以與孩子溝通，將孩子朗讀的聲音錄製下來。隨後，再以播放的方式，將音量開到最大，讓孩子感受到他的聲音被聽見。同時，也適時讓他的聲音被其他人聽見。

雖然有些敏感的孩子，這時會顯得焦慮、尷尬、不好意思。但是沒關係，一步一步來，急不得，慢慢進行減敏感。並且，在認知上，讓他了解自己的聲音被聽見，依然沒有對他帶來麻煩。

在朗讀的過程中，可以隨時拋出一些疑問，或是當需要問孩子時，很明確地讓他知道，現在要問他三個問題，也就是說，當他回應完這三個問題之後，我們就不會繼續再問下去。

朗讀的內容選擇

朗讀文章的選擇，可以考量文章內容和孩子之間的關係。

一開始，我建議選擇中性或知識性的文章，讓孩子比較自然地朗讀完畢，接著，再逐漸選擇與情緒有關的內容，例如談論生氣、悲傷、難過、快樂、沮喪、焦慮的繪本或文章。

隨後，再慢慢地針對焦慮的內容，例如上台焦慮、第一次上學焦慮、遇到陌生人的焦慮、媽媽離開視線所產生的分離焦慮、考試焦慮等，而如果有選擇性緘默症的繪本，你也可以試試。只是，這類型的繪本讀物相對少見。

我的做法是將我在部落格上與選擇性緘默症有關的文章，挑選出來後，讓孩子試著進行朗讀。

在這過程中，持續觀察孩子的朗讀音量是否有明顯的改變，無論是變得更大聲，或者是變得更小聲。同時，進一步觀察孩子的表情是否自在，或顯得尷尬。

讓孩子閱讀選擇性緘默症相關的文字，我的目的在於讓孩子在閱讀的過程中，了解可能存在於自己心中的一些想法與感受。

讓孩子有機會透過閱讀，了解自己的狀況。當然，你現在正在閱讀的這本書，同樣也可以提供給孩子作為朗讀的文本。讓孩子有機會，更加了解內在的自己。

播放聲音的流程與注意事項

到底要不要將孩子在家的說話聲音錄下來，在班上播放給同學聽？原則上是做法之一，但在執行上，需要相當的細膩與謹慎。

先採一對一的方式，由老師私底下和孩子進行。這麼做的目的，在於讓孩子知道，他的聲音雖然被老師聽到，自己可能感到焦慮、不安、緊張，但實際上，卻沒有發生任何他所擔心的事情。

對於錄孩子說話的聲音，我建議父母事先和孩子說明為什麼需要這麼做。

在有系統的播放過程中，逐漸放大孩子的音量，也逐漸增加現場的人數，並延長播放的時間。同時，觀察孩子的反應。當孩子的焦慮反應明顯增加，這時，先暫緩進行播放聲音，進行一些放鬆的活動。等待一段時間之後，再進行上述的聲音播放。

聲音被聽見，不會有災難

當孩子面對焦慮時，我們可以讓孩子透過一次又一次的感受與體驗，讓他了解說話這件事情，並沒有他想像中的那麼困難。

同時，讓孩子慢慢感受到聲音被聽見，其實也沒有什麼不好的事情發生。**孩子需要有這些正向經驗的累積，來證明自己可以逐漸地開口。**

我建議爸媽在家裡，多和孩子討論有關他緘默、不開口這件事情。當然，有些孩子不見得會向父母說，這將會讓問題變得更為棘手，也很容易讓改變的時程拖得愈久。除非，這段時間，孩子遇到他所信任的人，願意開口說，或是透過文字、Messenger反映出來。

難以跨越的距離——嚴重選緘兒的因應

諮商時間過了好一陣子了，卻不見孩子來。

連老師有些納悶，「難不成，文卉今天請假，導師沒轉達？還是……」

為了確認孩子是否已從原班教室離開，前來晤談室，於是，連老師撥了通電話到四年三班教室：「藍老師，您好，請問文卉今天有請假嗎？因為目前我還沒看到人。」

電話那端傳來：「文卉已經離開教室好一陣子了。」

「好的，那我再等等看。」

文卉不是個會蹺課的孩子，這一點連老師很是肯定。

隨著時間慢慢過去，卻依然不見人影，這讓連老師有些擔心與疑惑：「這孩子究竟去哪兒？」

正在狐疑的時候，連老師卻發現大門玻璃上似乎有個人影。仔細一瞧，竟是文卉。

只是，這時門一直是打開著的，但文卉卻站在門外不動。

「這孩子究竟來多久了？」

連老師心裡猶豫了一下，是否需要請文卉進來。

但想想按照前面幾次的經驗，當要文卉有一些動作反應，無論是進來脫鞋子，或坐下來，她總是不為所動。

前幾次，可都還是班上的小朋友陪伴前來，並硬生生地把文卉推了進來。不然能怎麼辦，同學回到教室，又怎麼向導師交差。

連老師心裡掙扎著，「如果，這時要文卉進來，她沒反應，怎麼辦？」

這一點，不得不顧慮。因為，當一次又一次的提醒，催促著文卉，她有反應的機率幾乎只有0.001。這時，如果又多下了些指令，每說一次，文卉不動的失敗經驗，就會多增加一次。當然，這對於連老師來說，心裡也有些負擔。說，不說，很是兩難。

「但是，文卉一直站在門口，也不是辦法……」

連老師知道這件事情，自己急不得，或許，待文卉回到家裡，再請導師轉達，讓爸媽來詢問她，遲遲不進來晤談室的原因，到底是什麼。是害怕和輔導老師見面？不想要上這堂課？或是，文卉在緊張什麼？焦慮什麼？

「好吧，就這麼做了。」連老師決定這次改採取被動的方式，先不主動要文卉進入晤談室。

事實上，文卉也知道，自己就在裡面等著她。趁這個機會，也讓自己進一步觀察文卉的焦慮反應，以作為後續輔導、介入的參考。

隨著時間慢慢過去，原本安靜的走廊上開始有三三兩兩的小朋友從旁邊走過，聊天的、說話的、玩耍的、嬉鬧的、追逐的。

但是，文卉依然站在門口。

不過，連老師發現，文卉出現了一個小動作，她的頭向裡面探了一下。

這個細微的舉動，對連老師來說，卻是文卉一項小小的突破。雖然，看似微不足道。

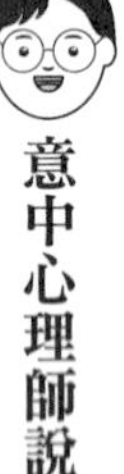

意中心理師說選擇性緘默症

對於嚴重的選擇性緘默症孩子來說，在教室裡，除了典型的不開口，與老師和同學之間，常常沒有任何非語言的互動，對於老師的指令、同學的邀約，顯得不為所動之外，你還會發現，孩子整個人如同木頭一般，無論你和他之間，透過語言、非語言的方式，去詢問、邀請、寒暄、分享，孩子依然全身僵硬，矗立在你的眼前。

我一直思考，為什麼這孩子一直站在晤談室的門外，而不願意踏進晤談室。為什麼孩子遲遲不動？到底要怎麼做，才有辦法驅動孩子那沉重的步伐，緩緩地跨進來？

姍姍來遲的訊息

有些孩子到了輔導時間，卻一直沒有抵達。遇到這種情況，我會先確認孩子是否前來晤談室。如果答案是肯定的，那我會試著探究孩子姍姍來遲，所要傳遞的訊息。

可想而知，前來晤談這件事，對孩子來說，就是一種沉重的壓力，甚至於不亞於在教室裡開口說話這件事。

從不動到移動的訊息

有時，你會發現，有些較嚴重的選擇性緘默孩子，要他緩緩地移動自己的身體，或做出一些細微的舉動，都不太容易。

孩子如果有所變化，大多都是晤談時間到了，他終於可以離開。雖然，他其實根本都還沒踏進晤談室。

只是，要他離開前，除非老師自己得先走，否則孩子依然不為所動。當自己起身走開時，回眸一望，你會發現他的步伐，正慢慢地，慢慢地，接著漸漸地，愈來愈快，愈來愈快。

一開始，他的眼神可能還會凝視著你，然後，慢慢地，慢慢地像風一樣，繼續快速地離開，他已遠離讓他感到焦慮的晤談情境。

逃避，依然是焦慮的孩子最容易呈現出來的狀態。

孩子的移動，要看他是往晤談的方向，還是往離開的方向，這是不同的。

以不變應萬變

當孩子站在門外，不願意跨進來進行輔導諮商。這時，難免讓老師感到焦躁、苦惱，不知該如何是好。

我可以確定這樣的孩子，在短時間內，是不容易主動走進這個教室的。既然如此，那麼，就打破慣例，**你可以選擇在走廊上和他互動**，如果沒有其他干擾存在的話。

內心的反應爐

當孩子在晤談過程中不說話，我通常選擇的方式，是試著幫孩子說出他心裡面，或許，那些是連他自己都不是很清楚的想法與感受。**試著反映孩子的心思，這份同理，看似好做、好說，但是並不容易。**

在幫孩子說的過程中，也試著讓他練習覺察，讓自己產生莫名的焦慮，過度的恐慌、害怕、煎熬與困擾，進而造成自己在班上無法順利開口說話，可能存在的不合理想法。

在同理反映的過程中，請適時留意孩子的反應，以決定眼前這個孩子，目前能夠接受的程度，以及我們話題要觸及的深度與廣度。畢竟，對於嚴重的選緘兒來說，先試著讓他感受到互動的自在，最是優先。

微不足道的小事，孩子的大事

對於不同的緘默症孩子，在目標設定上，完全不一樣。

有時，我們太過於強調靜靜的等候、被動的等候，這些太過於消極的作為，反而容易讓這樣的孩子繼續停留在緘默狀態。

嚴重選緘兒的關係建立並不容易，至少短期、中期的目標，我並不會設定在要讓他開口說話，而是讓他能夠自在地與輔導老師、心理師等見面。

只要見面，不需要開口。雖然，這是看似微不足道的小事，但對於嚴重的選緘兒來說，卻是需要勇氣面對的大事。

以全班性的打掃活動為例

面對嚴重選擇性緘默症的孩子，老師該怎麼辦？

在這當下，我會建議把需要語言的互動活動，暫時擱置在一旁，先不去進行太多問題的詢問。

這時，老師的指令，主要是以全班性的活動為主。例如，讓全班同學開始整理桌椅，開始進行打掃。在這打掃過程中，老師會開始去觀察眼前的選擇性緘默孩子是否依然坐在位置上，或者是緩慢移動，按照老師的規定，針對自己當天該負責的打掃區域，開始進行打掃工作。在打掃的過程中，孩子的動作是否俐落，還是只是拿著掃把，眼睛望著地板，而看不出有任何在進行的動作。

當打掃時間已到，無論選擇性緘默孩子目前的打掃進度做到哪裡，老師依然對全班下達指令，而當收拾了打掃用具，準備進行下一個活動，這時，再仔細地觀察眼前的選擇性緘默孩子，在移動的速度上，以及動作的擺動上，是否漸漸地明顯。

在過程中，活動的選擇，主要以這個孩子在教室裡，在他的能力範圍內，他可以應付以及處理的事物為主，以減少這孩子對於被要求不順手、不擅長，或是因不理解的任務而產生壓力，造成他的緘默行為更加惡化。

老師也許會問：這樣的做法到底要進行到什麼程度？這當中，**主要是考量孩子現階段是否有達到我們所設定的目標**。例如，當老師一下達：「打掃時間到了，各位同學開始拿掃除用具。」這時，我們可以試著來追蹤、了解，選擇性緘默孩子，他是否可以順利完成這件事。

適時的修正目標行為

當然，可以確定的是，大部分的孩子都能理解老師的指令，不過，孩子完成這樣的一項指令，他需要花費多少時間。

有些嚴重選緘的孩子，會在其他同學都完成打掃工作後，他依然站在打掃工具箱前，完全不為所動。

這時，我們可能就要考量，是否需要將目標再往前修正，以降低難度。主要用意是避免當孩子呆立在打掃用具前，完全沒有反應，這時，更容易加深其他同學對他的刻板印象，也容易造成當事人更加焦慮。

所以請更改打掃的內容，也許，讓選擇性緘默症孩子負責擦拭他自己的桌子。但為了避免其他同學認為老師過度偏袒選擇性緘默症孩子，「為什麼其他的同學要做工作量比較大的打掃，而他卻只要擦拭自己的桌子？」所以老師同時也可以指定其他幾位同學，做類似的打掃內容，以降低其他同學對當事人的過度注意。

輕鬆氛圍的營造

在這裡，打掃的工作，只是其中一個舉例，老師們可以針對班上孩子的狀況，安排適合在各自班上，以及適合當事人的活動。

由於嚴重性的選擇性緘默症孩子，在社交互動上，往往容易產生極度的害怕、恐懼，使得他在整個教室裡的反應，會讓周圍的人明顯感受到不對勁，這時，老師若能營造愉悅、輕鬆、歡笑、自在開心的情境，對於選擇性緘默症孩子來講，會是一種非常大的幫助。

這樣的氛圍，有助於讓孩子更加地輕鬆、自在，也能讓自己慢慢不再肌肉如此緊繃。

改變的順序

這類型孩子的改變順序，往往先從非語言的肢體動作，臉部表情出現細微的改變，再逐漸增加對於老師指令的配合度與完成度。同時，在過程中，也逐漸增加回應的速度，不至於像以往出現已讀不回的狀態。

不過到這裡，距離孩子是否能夠有聲音出現，說真的，依然還是有一段非常大的距離。

信誓旦旦的賭注——轉換環境就開口？

啟祥心裡倒數著，再過幾個月，就可以脫離這個禁錮的牢籠了。

「快了，快了，終於快畢業了。」啟祥鬆了一口氣，他的臉上露出了難得輕鬆的笑容。這一天，自己已經期待了好久好久。

對於啟祥來說，同學們都知道自己在學校是不開口的怪胎。既然大家都這麼認為，那自己就只好繼續保持緘默了。否則，突然間開口說話，自己與同學們不是都會覺得奇怪嗎？

「啟祥，都要讀國中了，你到底什麼時候才要開口說話啊？」媽媽很是無奈。

「媽媽，你放心啦！等我進了國中，我就會說話了。」

「騙誰啊！你倒是告訴我，是什麼仙丹妙計，讓你進了國中就開口說話？」

「至少，在班上，有很多人都不認識我。」

「然後呢？為什麼不認識你，你就有把握開口說？」這一點，對媽媽來講，根本完全沒有被說服。

「你看，在便利商店，店員問你，你還不是一句話都沒有講。店員你認識嗎？你不認識啊！為什麼你這麼信誓旦旦地說，一到國中，你就一定會開口？我完全不敢期待，不敢奢望。」媽媽深深不以為然。

「我覺得，你這些都是理由跟藉口。如果要說，你早就說了。你根本不需要拖到八月底、九月初，才開口講。」

「媽媽，你真的放心，我保證，我到國中，我一定會說。」

「你跟我保證了多少次？『我保證到新的安親班，我一定會說。我保證，到畫畫班，我一定會說。我保證，去上足球課，我一定會說。我保證，台南的阿姨來家裡，我一定會說。我保證，我保證，我保證……』你保證了多少次？」

對於啟祥來講，他似乎是在逃避眼前的問題。他把問題先擱著，不管現在的狀況，想等以後再說，只是他可能又高估了以後的表現（開口說話）。

只是，當日後的表現又沒有辦法達到自己的預期（又不說話了），這時，很容易導致他在下一個階段，更為緘默，不開口。

這樣的惡性循環，如同媽媽所說，他已經告訴她好多次、好多次。啟祥已經快變成了開口保證班，但卻又總是跳票，無法保證一定開口。

但無論如何，國小的日子終於即將結束。對於未來，啟祥依然抱持希望。

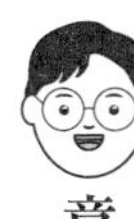

意中心理師說選擇性緘默症

我一直認為，孩子的每一個反應，多少都在告訴我一些訊息，而我們是否能夠從這些訊息中，去解讀孩子所要傳達的意思。或許，破解緘默的關鍵就在這裡。

有些孩子認為，既然我在這學校不說話，那就等下一個階段再說了。這個「再說了」，卻會讓我戒慎恐懼，因為，往往「再說了」也意味著在這段期間，他將無所作為。

開口的機制？

在和選擇性緘默症孩子接觸的過程中，我常遇到一種情況，孩子看似很有自信的告訴你，到下一個階段（例如國小升國中，國中升高中、高職）之後，自己應該就可以開口說話了。

面對這樣的承諾，其實，我心裡是抱持懷疑的。

這懷疑，主要在於孩子需要了解，為什麼從國小跨到國中階段，自己就能夠改變開口說話，當中，改變的關鍵因素到底是什麼？孩子是否能說服自己或對方。

現況的無奈

當然，孩子會選擇這麼說，也透露了目前自己在這環境中的無奈。不過這種情形，不也正提醒著我們，孩子在目前校園裡，依然遭遇到無法開口的窘境。我們必須要找出最是關鍵、最能夠開啟孩子說話的那一把鑰匙。這當中，關係到老師在面對孩子不說話這一件事情上，所持的態度會是如何，班上的同學是否友善。

在這個例子中，我認為**真正的關鍵，並不僅止於環境的轉換，而是在於孩子在目前所就讀的校園裡，是否存在著老師以及同學們所營造出的友善氛圍。**

無人知曉的自在？

對於孩子來說，或許換了一個環境，特別是在這環境裡，沒有認識的人，周圍的人不了解自己不說話的過去。在無人知曉的情況下，或許自己會感到相對比較自在一些。說真的，少部分的孩子的確在轉換了新環境之後，是有看到如此的轉變。孩子在沒有人認識的地方，重新啟動，自在開口。

但從另外的情形來看，當面對所有的同學又全然是陌生，這時，對於孩子來說，又可能是另外一種壓力的形成，而這壓力也影響著開口說話這件事。

當進入新環境，第一時間是否能夠開口，往往也關係到這孩子接下來在這環境中，是否可以順利地說話。

俄羅斯輪盤的賭注

我們是否該保持這樣的期待？但我質疑，我也不想豪賭。因為，這種期待，有時就像是俄羅斯輪盤的賭注，代價太高了。

當孩子心裡抱持著這樣的預期，幸運的話，或許，這事還單純，一切圓滿收場。但如果過程中，並非那麼順利，這時，一到新的環境，孩子如果沒有開口，接下來，孩子要再開口，難度就會變得相對困難。畢竟，不說話的經驗值，又一年一年的累積了。

美好的遇見在未來

我發現，當孩子在校園裡，如果有比較要好、友善的同學，對於自己在新的求學階段，在適應上的調適，在開口說話的意願與動機上，相對會比較容易，也會讓選擇性緘默症孩子想要嘗試開口。

轉學議題，不主動提及

在協助選擇性緘默孩子的過程中，我並不傾向太直接或主動和父母、孩子討論轉換環境這件事情。畢竟，轉學這一件事，茲事體大。有時，並不是簡單一兩句話、一兩個動作，換個環境，孩子的問題就會解決。

我寧可將焦點聚焦在孩子目前的班上，是否有相對友善的老師、同儕，以及班級氛圍。試著在這當下，努力去解決眼前孩子所遇見的困難，而不只是空等待，沒有任何的作為。

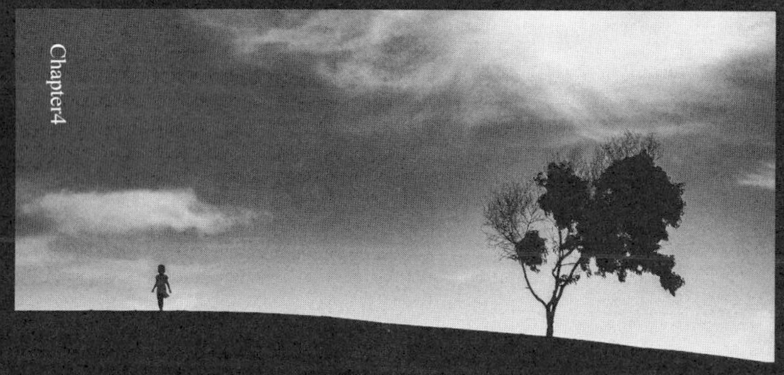

選擇性緘默症的親師溝通與合作

不願意面對的真相——家人對於選緘問題的漠視

「你們現在的年輕人真的很奇怪，孩子在學校安安靜靜的，到底有什麼問題啊？什麼叫做要去看精神科醫師？我的孫女哪裡精神有問題？到底在搞什麼鬼？連老師也都是一個樣，難道老師希望小朋友在教室吵吵鬧鬧。真的是沒事找事做。」婆婆非常不以為然抱怨著。

「可是，媽媽，雪兒已經在學校一年多沒開口說話了。你不覺得這是一個問題嗎？」

「問題？雪兒，話可說得很好啊！一定是他們老師的問題。我跟你講，有些老師看起來凶神惡煞的，沒有學生緣，讓孩子很討厭，這可不能什麼都怪孩子啊。我看啊，是老師自己應該檢討了。」

「媽媽，話不能這麼說，你看班上其他同學，有問有答，彼此之間，也都會聊天。但是，你看，就雪兒一個人，長時間不講話。在班上，小朋友也不太跟她互動，不跟她玩。這個問題不處理，只會愈來愈麻煩。」

「還在說什麼問題？我真的被你們這些年輕人搞迷糊了。我們家雪兒，說話可說得非常清楚流暢。很聰明，沒問題的。」

「媽媽，這些我都知道，但重點是，她在學校不說話。」

和婆婆之間的對話，讓媽媽一直有一種陷在迴圈裡，不斷地打轉，像鬼打牆一般。婆婆一直無法理解他們夫妻倆的煩惱。

這段時間，媽媽不時在網路上搜尋了許多資料。她很清楚，雪兒的狀況和選擇性緘默症非常的類似。當然，自己並不希望從鍵盤上去推敲，去論斷孩子的問題，畢竟，這是需要透過專業醫療人員來判定的。

當然，老師會提出希望爸媽帶雪兒到兒童精神科，接受醫師的評估，主要也是希望釐清雪兒真正的問題核心到底是什麼。

媽媽現在正陷入一種困境。畢竟，在這個家裡，婆婆的意見，真的是不得不重視。對於婆婆來說，讓自己的孫女去看兒童精神科，那還得了，這可是家族裡天大的事情。如果讓其他的親戚、朋友知道，那婆婆日後該如何去面對他人的閒言閒語。

只是，媽媽也顧不了這些了。畢竟，婆婆所考慮的，還是站在自己的立場，關心的是別人會如何看待她自己。但是，身為雪兒的媽媽，她需要找到最適合孩子的安排。

先斬後奏吧，當然，這是媽媽心裡浮現的念頭。至於可能產生的後果，或婆媳之間的衝突風暴，就暫時不去管它了。

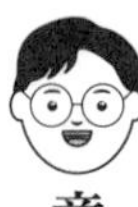

意中心理師說選擇性緘默症

「不說話，有什麼好奇怪的?!」**我們對於選擇性緘默的漠視、不以為意，往往也是造成這些孩子長期被忽略的推手。**

如果我們做個調查，詢問相關的親朋好友、老師、行政人員（例如教務、學務、輔導等）、同學們，他們是否知道什麼是選擇性緘默症。

雖然知道選擇性緘默症，也並不等同於就了解該如何與這些孩子好好相處。但可以確定的是，如果對於選擇性緘默症，多數人連聽都沒聽過，或一知半解，那當然會讓孩子的緘默更頑固。

「大隻雞晚啼」的禁忌

許多父母覺得孩子不對勁，通常是孩子到了兩歲前後，發現孩子怎麼還不會說話。這時，多數的爸媽開始緊張起來。有些人在網路上開始敲起鍵盤，四處詢問。積極一點的爸媽，則是帶著孩子前往相關醫療院所，如兒童精神科、兒童心智科、復健科，或早療中心等進行評估。

當然，也有些父母或長輩會自動將問題往後展延好幾年。**最常聽到的，也是早期療育中最忌諱聽到的，就是「大隻雞晚啼」。**

常常會聽到長輩說：「唉唷，他爸爸還不是到了五歲才會講話。等長大了，他自然而然就會講。」「他爸爸到了很大才會說話，最後還不是碩士畢業……」這些是是非非的回應，令人哭笑不得。

以上的情況，還是在於孩子不會說話的情況，而如果孩子在家裡會說話，只是在學校不開口，這當然更會令一些大人認為有什麼好緊張的。此時，緘默的問題就更容易被擱置著。

我們只是選擇視而不見，但是，緘默背後所存在的焦慮，卻因此不斷在孩子的內心裡蔓延著。

你必須正視，選擇性緘默症是一種關於焦慮的疾病，而不只是所謂的害羞、內向，或是個性的問題。

別再痴人說夢

在關注學齡前幼兒、兒童、青少年的心理、情緒、行為、認知、學習、人際互動等發展上，**「孩子長大就會好」這一句話，讓人眉頭深鎖，也讓人為眼前這孩子煩憂。**

當父母或家人出現這樣的想法，我會進一步想釐清：「這裡的長大是幾歲？十歲？十八歲？二十歲？還是三十歲？」「為什麼你認為八歲，他就會開口講？為什麼不是七歲？九歲？到底是什麼原因，讓他願意開口講？」

同樣地，「如果長大沒好呢？」孩子在家裡以外的地方，依然沒有辦法順利地開口，那麼，為什麼我們這麼有把握，在沒有協助孩子的情況下，就如同天上一道雷打了下來，讓孩子自動會說話。這樣的想法，當然是痴人說夢。

甚至於，孩子在沒有被協助的情況下，將衍生出更多其他的情緒行為問題，而伴隨其他的共病，將讓問題處理起來更為棘手。

長大就會好，聽聽就好，千萬別當真。

不以為然的殺傷力

在校園裡，曾經有老師向我反映，當他發現孩子疑似有選擇性緘默症，同時也將訊息告訴了家長，然而卻只是換來家長的一句話：「老師，我的孩子只是比較害羞、比較內向、比較敏感。」讓老師不知道該如何是好。

面對眼前的孩子長期不說話，有些老師心裡也很著急，但他們也會想，是否是自己多慮了，自己太多管閒事。然而，如果自己不在乎、不在意，是否會讓孩子的緘默問題更加惡化。

老師會發現，當孩子緘默的問題一直持續，那麼，孩子在班上的人際問題將逐漸惡化。同時，老師也注意到一件事情，本來孩子穩定的學習表現，慢慢地，會開始走下坡。

這可以理解，因為，孩子在課堂上大多把注意力放在老師是否會要求他開口這件事情上。有些孩子整節課都膽戰心驚的，全程關注老師是否要求自己開口。

只是整整四十分、四十五分鐘結束之後，雖然發現老師最後沒有叫到自己，但是整個課堂上，自己已無法專心學習，因此課業表現也慢慢地下滑。

當面對家長的無所謂，甚至不想進一步釐清問題。這時，**我會建議老師，可以慎重地讓家長了解你的顧慮與感受。**

「○○媽媽，我會擔心如果緘默的問題繼續下去，在班上，○○的人際、課業、自信將明顯受到影響。」把自己的擔心與顧慮很清楚地表達出來，把自己的內在感受清楚地反映出來。

如果家長依然不為所動，至少老師已經做了該做的事，問心無愧，就繼續按照自己的方式來協助孩子。

網路鍵盤的臆測

對於有些爸媽來說，比較尷尬的是，孩子截至目前為止，並沒有到醫院進行評估或鑑定，只是自己從網路上的文章，臆測孩子應該是選擇性緘默症。

但是，爸媽自己也很困惑、很猶豫，到底要不要帶孩子去醫院做評估。因為自己也很怕聽見醫師告訴他們，自己的孩子是選擇性緘默症患者。

這時，我想請爸媽思考，當醫生說孩子是選擇性緘默症，與自己去臆測孩子是選擇性緘默症，這兩者的差異到底是在哪裡。

或許，你心裡想：「心理師，能不能不要管它是什麼疾病或障礙，就只處理孩子不說話的行為？」在這裡，我依然再次強調，診斷是一種溝通，當我們確認孩子是選擇性緘默症，那就是很清楚地告訴了我們一件事——孩子在預期應該開口說話的情境裡，他沒有辦法順利地開口。

我們必須接受孩子目前正面臨焦慮的煎熬，孩子目前依然無法突破，且深陷在焦慮中。孩子需要你的陪伴，需要你的支持，需要你拉他一把。

我們必須正視這個焦慮疾病。

專業介入的必要

至於選擇性緘默症孩子是否需要就醫？先讓我們思考就醫的需求與目的。

首先，是希望將孩子的問題進行充分地釐清，才有助於診斷的判斷，以及確認後續的介入方式。

在臨床實務上，最忌諱的就是，父母花了許多時間自行摸索與臆測孩子到底是什麼

問題，而錯過許多黃金介入時間。

尋求專業的協助，重點就在於避免錯過了機會，也有助於讓自己長期以來，心裡放不下的疑問，能夠有充分被說服的機會。這會勝過於自己在鍵盤前，自行上網搜尋或任意的猜測而平添困擾。

透過相關專業人員的協助評估與判斷，如果孩子真的沒有選擇性緘默問題，至少也讓自己心裡有個底。否則，當問題持續擱置，隨著時間愈拖愈久，孩子的問題就會愈來愈明顯。等到周圍的人都覺得孩子不對勁，這時再來擔心為時已晚，也增加了後續協助的困難度。

透過兒童心智科、兒童精神科醫師的診斷，有助於詳細釐清孩子本身的核心問題，同時也判斷孩子是否符合選擇性緘默症的條件。

另外，透過臨床心理師針對孩子相關心理特質、社會情緒、人際互動、學習表現、行為反應等的評估，以協助醫師能夠更明確、精準地對於眼前的孩子進行判斷，並進一步排除其他不相關的診斷。

醫療上，面對有些選擇性緘默症的孩子，因明顯焦慮，而無法在短時間內進行情緒舒緩的孩子，這時，兒童心智科、兒童精神科醫師會透過藥物的介入，來處理孩子的焦慮。在藥物的輔助下，讓孩子先緩和焦慮的情緒，隨後再針對他需要協助的部分，進行加強。

這部分由於每個孩子的狀況不盡相同，所需要接受的藥物內容、作用、副作用也不盡相似，因此，相關細節，建議家長和就診醫師進行溝通以及討論。

除了藥物處置之外，在醫療方面，透過臨床心理師，協助選擇性緘默症的孩子：一、針對自己緘默行為與焦慮情緒等覺察。二、針對自己想法的覺察。三、如何轉換與調整自己的不合理想法。四、如何讓自己的焦慮可以緩和與控制下來。五、如何讓自己能夠在班上，在一般預期該開口說話的情境，能夠順利自在地開口。第五項，是協助選擇性緘默症孩子的終極目標。

協助家長在家裡和孩子，針對選擇性緘默症的部分進行親子溝通，同時，協助家長在校園裡，和老師進行有效的親師溝通。讓家長了解，在校園裡，孩子可以接受的服務內容，無論是特殊教育、輔導諮商等。

平行時空無交集——親師對於緘默問題的認知落差

之一

「怎麼可能？你別開玩笑了，阿炫在家裡可是很吵的，爸爸甚至告訴他：『安靜一點，我下班都這麼忙，這麼累了，你能不能讓我耳根清靜一下？』阿炫怎麼可能不會說話？」媽媽不以為然地回應。

「但是，媽媽，我真的必須要很慎重地告訴你，阿炫從小班、中班到現在，真的在教室裡，都不開口。」

「老師，我想，或許是你們教學太嚴肅了，讓孩子在學校害怕，不敢說話。其實要改的，不是我孩子的問題，你們或許要想想看，是不是自己的笑容可以再多一些？」媽媽將問題一股腦地都歸咎到老師身上。

對於媽媽的回應，老師顯得很無奈。但在心理上，老師卻很掙扎與矛盾。消極一點來說，乾脆就讓阿炫繼續維持這樣的安靜。說真的，保持安靜對自己在教學上也輕鬆不少。畢竟，在教室裡，其他會干擾秩序、愛發脾氣的孩子，總是讓自己的教學心思、體力耗費了許多，所以老師自己也很懷疑，是否還要這麼費心地跟家長討論孩子不說話這件事情。

但說了，至少，老師問心無愧。至於家長要不要把這問題當作一回事，老師也就沒有辦法決定了。

之二

老師對於小辰在班上不說話，感到非常不以為然。

「媽媽，你既然說，他在家裡說話非常地流暢，很會說話，但是小辰在教室裡，就是不說。這答案不就是很明顯嗎？說與不說，不都是由他自己來決定嗎？所以解鈴還需繫鈴人，他必須要為自己的行為負責。不能常常一句話——孩子焦慮，就可以沒事了。」

老師接著也很坦白地說：「等到有一天，小辰長大，畢了業，進入職場，根本沒有人會管他什麼選擇性緘默症，或他是不是焦慮。如果問了，小辰不講，那口試就是下一位了。」

小辰媽媽很想要讓老師了解，選擇性緘默症孩子並不是故意或任性，他們的說或不說，真的沒那麼簡單。

媽媽心想：「小辰真的是對於在教室裡，需要開口說話這件事情，存在著很強烈的焦慮感啊！孩子真的是生病了，這一點，他本身也很難跨越出去。絕對不會是老師一句話，要說，不說，由他自己決定。」

但親師之間，像是兩條平行線，完全沒有交集，也無法溝通，這一點總是讓媽媽深感無力與無奈。小辰媽媽很清楚知道，假如老師對於孩子一直存在不合理的對待，這只會徒增孩子在教室裡無謂的壓力。而老師怎麼看待，也深深影響了班上小朋友們對小辰的態度。

當老師認為，孩子是可以做到的，只是他不說而已。這時，誤解也將原封不動地下載到班上其他孩子的看法裡。讓小朋友們對待選擇性緘默症孩子更加排斥、反感與不以為然。

之三

皓宇露出淺淺的笑容，站在一旁，不發一語。皓宇看著班上的小朋友，彼此互相追逐嬉戲，皓宇覺得這樣也非常有趣。偶爾有小朋友過來拉拉皓宇的手，或用眼神與手勢示意，來玩一下吧，但皓宇還是維持一貫淺淺的笑容，輕搖著頭。

有時，小朋友玩丟接球，球滾到了皓宇的身旁，皓宇緩緩低著頭，彎著腰，撿起了球，再輕輕往前，丟給其中一位小朋友。對方說聲「謝謝」，皓宇依然還是淺淺地笑著，點個頭。這些孩子繼續玩球，皓宇也就繼續看著，依然露出淺淺的笑。

這個模樣，說真的，也討喜。不像有些小朋友，總是板著臉，嘟著嘴，雙手扠腰，在一旁生悶氣，或大發雷霆，而皓宇不會這樣。

老師看在眼裡，也不只一次的鼓勵皓宇和其他小朋友一起玩，但皓宇仍報以那一貫的淺淺微笑來回應。

對老師來講，這也無所謂。只要小朋友在遊戲中，不吵不鬧，老師其實不會強迫孩子一定得要加入遊戲。尊重孩子，順其自然吧！這是老師一貫的教學作風。只是，老師也有點納悶，為什麼皓宇就只是站在一旁，淺淺地微笑著。

不過，老師並沒注意到皓宇不說話這件事。

當然，對於皓宇爸媽來講，他們也完全不知道孩子在幼兒園到底是怎麼一回事，特別是，對於孩子長期緘默不說話這件事。

老師並不強求孩子，在課堂上一定得要做出什麼樣的舉動。只要他能夠遵守教室裡的常規，靜靜地做該做的事。這對老師來講，何嘗不是一件好事。

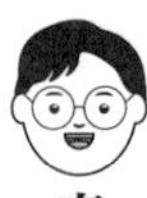

意中心理師說選擇性緘默症

在幼兒園中，較輕微的選擇性緘默症孩子很容易被忽略，因為他們總是容易被冠上害羞、靦腆、內向等字眼，而忽略了說話焦慮這件事。

不過，孩子臉上淺淺的微笑，對於他來說，到底要傳達什麼樣的訊息，其實無人知曉，也沒有人想要討論，而孩子就這樣被忽略了。

錯過黃金介入時期

因此，我們往往錯過了孩子的黃金介入時期。**選擇性緘默症的發病年齡，通常在四歲左右開始出現。**有些孩子在幼兒園小班就逐漸讓老師觀察到，在教室裡，他們不說話。當老師把這樣的訊息回應給爸媽，就擔心換來父母不以為然的反應。畢竟，孩子在家裡，並沒有老師說的這種問題。

然而，也就是因為大家普遍對於選擇性緘默症的不甚了解，孩子在家裡會說話是沒錯，但當我們預期他在應該開口說話的情境，特別是在教室裡，這時，孩子就是選擇不說話。

父母如果沒有意識到孩子開口說話所存在的焦慮，這個問題就很容易延續到國小，甚至到國中、高中，問題都會存在，且更加惡化。

如果我們沒有任何的作為，只會讓孩子的緘默行為更加頑固下去。

面對幼兒園階段的孩子，除了選擇性緘默症，同時也須考量孩子剛進入幼兒園的適應，以及對於陌生人的焦慮。另外，孩子是否存在分離焦慮的狀況，這些也都需要注意，並加以區別。

幼兒園階段的發現與忽略

選擇性緘默症孩子在幼兒園階段為什麼很容易被忽略，原因在於小朋友在這個階段，縱使不說話，但只要玩在一起，就會是好朋友。

有時，老師對於孩子在幼兒園長時間保持安靜，往往也會認為孩子可能是害羞、內向，並視為是剛來幼兒園很自然的事，心想，或許經過一段時間，孩子就比較能開口。

只是，緘默時間真的愈來愈長，孩子從小班、中班到大班，卻依然沒有開口。這時，等老師警覺不對勁，往往孩子緘默的問題也持續了好長一段時間。不說話的時間拉得愈長，對於要改善教室裡的說話行為，就會顯得愈加困難，因為孩子的緘默行為，已經習慣化了（長期的行為模式）。

說話情境的營造

面對幼兒園孩子的不說話，你可以刻意營造一種說話的情境。在幼兒園，你發給每個小朋友一顆糖，這時，在發糖果的過程中，如果刻意漏掉當事人，那麼孩子是否在這個情境下，會開口跟老師說：「老師，我沒有。」

說與不說，每個孩子的狀況不盡相同。有的孩子很想要糖果的時候，或許他會微微舉起手，小小聲的告訴你：「老師，我沒有拿到糖果。」如果，孩子對於糖果的需求意願不大，那麼你有沒有發給他糖果，他也無所謂，他更不會特別舉手來跟你說話。

另外一種情況，是孩子心裡非常想要一顆糖果，但是，因為老師刻意沒有發給自己，孩子想要卻又不敢說，他焦慮的反應會更加被誘發出來。

面對需求，例如糖果，是否足以讓孩子願意開口說，這當中，每個孩子考量的狀況不同，而這都需要一次又一次嘗試，以找到每個孩子的問題解決模式。

面對選擇性緘默症，因為每一個孩子的異質性與各自焦慮的反應程度，影響的層面不盡相同。在這種情況下，你可以針對班上的孩子，試著測試看看孩子的反應。

沒看見的隱憂

有些孩子認為自己的說話狀況已經改善許多，例如，自己在教室裡已經可以開口說話。只是，說話的音量、語句的長度、表達的模式（例如走向講台，對著老師的耳朵講悄悄話），以及說話的場合（例如依然無法在全班同學的面前說話），與一般孩子相較，仍然尚未達到自然的狀態，不過，這對當事人本身來說，已經是非常不容易了。

有時，孩子認為自己進步了，沒錯，孩子是真的有了改善，但是，就怕孩子安於現狀，讓自己緘默的狀態繼續停滯在原來的模樣。

或許，不像自閉症、亞斯伯格症、注意力缺陷過動症的孩子，總是在不同的場合出現各種狀況，讓父母、老師以及周圍的同學處在頭痛的狀態。對於選擇性緘默症孩子的父母來說，很容易因為眼前的孩子，在家裡的表現，與一般的手足或是其他的孩子類似，而容易鬆動自己對於孩子狀況的掌握。

緘默，與我有何關係？

對於第一線的老師來說，是否真的擔心選擇性緘默症的孩子，這一點，說真的，很現實，容許我有所保留。

畢竟，選擇性緘默症所產生的影響，往往是當事人在班上開口說話這件事情出現困難，但這對於第一線老師來說，卻沒有造成明顯的干擾。

選擇性緘默症在處理上為什麼特別棘手？因為當家長在家中沒有明顯感受到孩子在學校不說話，如果再加上老師也不認為孩子在學校長時間的安靜，是一個問題，我們也不能期待孩子會主動告訴爸媽，他在學校不說話。

這時，你將會發現，緘默的問題依然存在，孩子在教室裡依然被誤解。這種誤解，又再度增加選擇性緘默症孩子的焦慮強度，甚至於日後伴隨其他的情緒行為問題。

對於當事人來說，就像是希臘神話裡，薛西弗斯推巨石到山上，但巨石卻又不斷往山下滾落，一次又一次，終究讓這個孩子處在一種深深的挫折感、無力感和無助感中。

標籤與需求的拉扯——合理看待特殊教育身分

「為什麼要申請特教學生資格？我的孩子又不是智能障礙，他為什麼要去特教班？」

「媽媽，你誤會了，小竹的確沒有智能障礙的問題，小竹也不可能去特教班。我今天會和你討論，讓小竹考慮接受特殊教育學生身分的鑑定，主要的考量，在於小竹長時間在教室裡都不說話，這已經明顯影響到她在課堂上的學習。如果小竹本身沒有取得正式的特殊教育學生身分的資格，那麼對於老師來說，在處理小竹的成績這件事情上會顯得為難。畢竟沒有法源依據，無所遵循。」資源班的白老師想要讓小竹的媽媽明白，協助小竹取得特教資格的主要用意。

這也是白老師在校園裡，常常需要花費許多心思，和一般老師以及家長做溝通、說明的地方。

「但是，如果取得這個身分，我擔心小竹會被貼上標籤。」媽媽說出她的顧慮。

白老師試著以比較持平的方式與媽媽溝通，「你的擔心是什麼？你所謂的標籤是什麼？說真的，小竹在班上長時間不說話，已經讓同學對她存在許多的刻板印象。這些印象對於小竹來說，都是很明顯的標籤。」

小竹媽媽也說不上來，但她就是直覺孩子取得特殊教育學生的資格，似乎就會被等同於孩子就讀特教班，孩子有智能障礙的問題。

但是，聽資源班老師這麼說明，似乎這又是兩回事，是自己把它混淆了。

「當然，如果要取得特殊教育學生的資格，這會牽扯到小竹是否有醫學檢查的資料。簡單來說，就是小竹必須到醫院的兒童心智科或兒童精神科接受評估，並取得相關的診斷書或評估報告，來佐證小竹真的罹患了選擇性緘默症。」

不過，小竹媽媽還是希望弄清楚取得特殊教育學生身分，到底對小竹的好處在哪裡。白老師不厭其煩的一次又一次，將孩子的權益讓媽媽知道。除了資源班既有的課程，以及資源班老師與相關老師之間的溝通，同時，也讓小竹媽媽知道，視小竹的需求，必要時，也可以為小竹申請特殊教育專業團隊臨床心理師服務。

白老師對小竹媽媽強調：「如果小竹通過特殊教育學生身分的鑑定，她依然會是在四年一班。差別在於，如果有需要，小竹會抽離或外加一些時間到資源班上課。「如果，小竹有特殊教育學生的身分，我也比較能夠清楚地和各科老師進行溝通、說明，讓其他老師可以了解小竹緘默的狀況，以及在班級經營、課業要求、考試評量上，自己可以做什麼樣的調整。當然這一切的一切，都是以小竹的權益為最終的考量。」

資源班老師深信，在普通校園裡提供特殊教育服務，協助孩子融合在原來的普通班級，這也是資源班老師的專業與使命。

不過，白老師也提醒媽媽一件事情：「我擔心如果日後小竹的功課出現落後，這對小竹來講，很容易產生壓力，連帶的也會影響到小竹來學校上課的意願。姑且不論她在學校開不開口，但是，孩子如果出現拒學的問題，這在處理上，將會變得更為棘手。」

對於白老師來說，她自己也不斷在摸索。畢竟過去在校園裡，以選擇性緘默症取得情緒行為障礙，符合特殊教育學生身分資格的學生，並不是那麼常見。資源班老師也試著努力，透過特殊教育，給予選擇性緘默症孩子應有的支持系統以及資源。

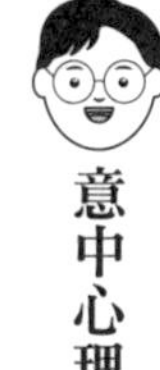

意中心理師說選擇性緘默症

特殊教育學生身分的鑑定，孩子需要先尋求相關醫療院所兒童精神科、兒童心智科醫師的評估診斷，取得醫療檢查「選擇性緘默症」的診斷證明，並通過各縣市鑑定安置輔導委員會鑑定通過之後，才能取得情緒行為障礙的特殊教育學生的資格。

對於特殊教育身分的看待

然而，孩子到底如何看待這樣的身分？在談這件事情之前，首先，先回到我們大人的態度，讓我們問問自己，我們如何看待特殊教育身分這件事。

我可以確定的是，**如果大人以偏見的方式來看待，那麼，周遭的孩子肯定也會以偏見、不合理的方式來解讀。**

當周圍的聲音，對於接受特殊教育服務（例如接受資源班服務）的同學，充滿著雜音與偏見，我們對於當事人為什麼無法接受特殊教育這事實，也就能夠理解了。

這也是為什麼我會一而再再而三地不斷強調，請合理看待這件事。無論是針對選擇性緘默症或是特殊教育。

當我們用合理的方式來解釋孩子接受特殊教育需求的必要性，這時，孩子也比較容易接納。

然而，當教室裡出現了一些排擠、嘲笑、揶揄的聲音，以及對於特殊教育的不了解，因而將之汙名化。這時，不只孩子本身，可能連選擇性緘默症的父母，都會拒絕讓孩子接受資源班的協助，甚至連輔導室、專業團隊服務都會拒絕。

試著聆聽孩子對於接受特殊教育的看法，先不急著進行批判或導正。聽聽孩子的想法與感受，這部分會很真實反映出孩子當下的狀態。孩子在第一時間說出來的，至少是他目前為止對於切身緘默，以及對於被安排接受資源班協助的看法。

孩子在乎什麼？

有時，孩子真正在乎的是，班上的同學與老師是如何看待自己接受資源班服務這件事，這也包括接受專業團隊心理服務。雖然，後者被接受安排的機率，在目前各縣市的實際狀況下，由於資源相對有限，機會並不高，但卻是很需要。

我們很容易將別人和自己的不一樣，在缺乏理解的刻板印象下，留下錯誤的印象。

例如，同學們對於資源班服務的內容，並不甚了解，但卻很容易直覺地認為就是特教班的學生。然而，是特教班的學生又如何？

選擇性緘默症是否需要取得特殊教育學生身分的資格？這部分要看孩子的需求來決定。如果孩子的緘默與焦慮，明顯影響到他的課業學習。在這種情況下，我會強烈建議，提供孩子特殊教育的服務。

選擇性緘默症孩子接受特殊教育服務，並不是指選擇性緘默症孩子就要去特教班，特殊教育服務也並不等同於孩子就是去讀特教班。

量身訂做的特教需求——資源班對於選緘兒的服務內容

「我為什麼要上資源班？我又不是智障生，我才不要去資源班上課。每次去上課都會被同學笑。資源班、資源班，資源回收班。而且，我們班去上課的，就只有我和張曉東。但是，張曉東成績很不好，同學都在笑他大笨蛋、大笨蛋。結果，現在我要和大笨蛋到資源班上課。我才不要去，我不想要讓同學笑我。」

「明好，我們是為你好，還不是因為你在教室裡都不說話，不然，誰希望自己的小孩是特殊生。」

「我才不是特殊生呢，我又不是智障生。」

「我沒有說你是智障生，也沒有人說你是智障生，但是，你不說話就是一個問題，不是嗎？你看其他同學在教室裡，該開口就開口，該回答的都回答了，更何況，你又不是不會。但是，老師每次問你，你都不講，同學問你，你也不說。這不是有問題，不然是什麼？」

「我只是不想講。」

「不想講，所以呢？所以，老師才認為這就是問題啊！你不講，老師問你，問不出答案，老師當然就認為你不懂啊。同學們不是也都在說：『老師，你不要問明好，反正，她什麼都不會。』但是，你知道，你會啊！」

「你們愈叫我去資源班，我就愈不想開口說。都是你們害的，讓我在班上愈來愈被嘲笑，而且還和張曉東擺在一起。」

像迴圈一樣，明好的話題又轉回資源班。

「明好，問題是你的說話問題一直都沒有改善，那你之後到資源班的時間，就會愈來愈長。這不是媽媽在威脅你，但是，我必須要提醒你，不說話，真的是一個問題。

「不然，你怎麼看？你不希望人家說你是特殊生，你又不希望到資源班上課，但你不覺得人家在教室裡口頭報告，但是你卻交書面報告。人家站起來，直接回答問題，你卻坐在座位上，動也不動。你希望老師能夠對你有一些彈性，你想要享受一些權利，但是，你卻又不想要具備特教生身分，你不覺得這樣很矛盾嗎？更何況，資源班也不是你想像中的那樣啊！」

其實，對於資源班的認識，明妤媽媽也是花了好長一段時間才漸漸了解。一開始，明妤媽媽的想法也和明妤一樣，認為明妤又不是智力有問題，為什麼要去資源班上課。

只是，後來發現，明妤真的是需要特殊教育的協助。雖然，媽媽也一直在想，如果自己是明妤，要我在原班被抽離出來，去資源班上課，真的也是很難接受。特別是當同學們老愛用不友善的眼神來看待自己時。

但是，明妤不說話，表示明妤真的需要特別的協助。

面對孩子不想上資源班，不接受特殊教育學生的身分，到底該怎麼辦？

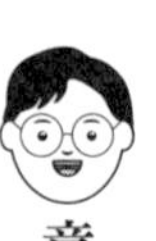

意中心理師說選擇性緘默症

當孩子通過特殊教育學生身分（情緒行為障礙類別）的確認，由於選緘兒的智力普遍都維持在一定的程度內，因此，大都安置在普通班，並視需要接受資源班，外加或抽離課程的協助。

要讓患有選擇性緘默症的兒童、青少年主動尋求父母以及老師的協助，這樣的機率微乎其微。當事人本身很少反映自己的需求，除非孩子逐漸進入到青春期後期，或是成年階段。

校園內最關鍵的老師

資源班老師在校園裡是對特殊學生最為熟悉的專業老師，也就是說，在整個校園裡，對於選擇性緘默症孩子的了解，資源班老師會是扮演著非常核心的角色，就如同在醫院裡，精神科醫師以及臨床心理師等應該是最為熟悉這群孩子的相關醫事專業人員。

資源班協助的目標設定

資源班老師在面對選擇性緘默的孩子，在協助的重點上，該如何設定目標？

雖然，每個選擇性緘默症孩子所面臨的問題不盡相同，資源班所能夠提供的服務，首先針對學科部分，考量除了基本的補救教學之外，會確認孩子本身的緘默以及焦慮問題，對於學科所造成的影響層面有多大。

有時，很難區分到底是雞生蛋，還是蛋生雞，孩子究竟是因為本身的專注力，過度聚焦在老師課堂上是否需要開口這件事，而導致在課堂上少了應有的專注力，影響了孩子的上課學習、吸收的品質？還是孩子本身，因為基礎程度，比如國語、數學、英文、社會、自然等科目領域，所具備的基礎條件，相對其他同學來講較低落，導致他在課堂上產生明顯的壓力，進而造成他的說話行為更加焦慮？

例如，當孩子在數學表現不理想，這時，針對他的學業部分，可以由資源班老師根據特殊教育法相關規定，與相關老師進行討論，視孩子的身心特質與需求，決定是否提供補救教學，或是調整教材、考試、評量、作業等內容。這部分，主要由資源班老師給予專業上的協助。

如果可以讓孩子的課業維持在應有的水準，讓他在原班級裡維持在一種合理的壓力狀態，孩子至少不會對上學的意願產生惡化。

溝通平台的營造

資源班老師往往也扮演著一個溝通的平台。這個平台，讓相關的人員，可以針對眼前孩子的狀況進行討論、協調，以及試著爭取孩子應該有的權利及相關的特教資源。同時，在這個過程中，與相關科任老師之間的溝通，讓老師們對於選擇性緘默症能夠有更清楚的了解，也熟悉和孩子互動的相關教學策略，以及理解為什麼需要考量孩子的身心特質，以進行相關教學評量及考試的調整。

當然，維護這個平台所需要擁有的能力、經驗，是需要時間慢慢地摸索出來。但是，我依然相信各級學校的資源班老師，一定能夠扮演好如此的溝通角色，如果老師願意經營的話。

當這樣的角色充分發揮出來，在整個校園裡，對於選擇性緘默症的了解，將能夠更加的普及。師生之間，對於選擇性緘默症也能夠釋出善意的對待。

跨專業團隊合作

由於選擇性緘默症的處理非常需要跨團隊的合作，因此，每一個人多少應該了解彼此的角色，以及在扮演這個角色上所需要努力的方向以及目標。

但現實以及殘酷的是，這樣團隊的組成，在實際的校園中微乎其微。不過如果父母能夠站在維護孩子的權益上，極力爭取，團隊的形成，也不無可能。

為什麼這個團隊的合作默契相當重要？因為，只要有一個環節失誤，或一個做法上不適當，往往會導致選擇性緘默的問題更加惡化。

對於家中有選擇性緘默症的孩子，在資源取得上，有時對於爸媽來講，並不是那麼地了解。

但孩子是否擁有特教身分這一點，爸媽應該要非常清楚。例如，自己是否曾經幫孩子提出特殊教育學生身分的鑑定，以及最後是否有通過鑑定安置輔導委員會會議，而取得特殊教育學生的資格。

在特殊教育的內容上，其中一項的重點在於協助有特殊身心特質的孩子，例如，資賦優異與身心障礙學生能夠適應，並順利融合在班級裡。這部分，不只單純牽扯到選擇性緘默症孩子的情緒問題、人際關係的處理，當中也關係到孩子在課業學習上是否存在需求。

特別是當孩子的緘默問題、焦慮問題明顯影響到課業表現，或是因為課業表現低落，導致孩子在原班級裡更加地焦慮，而加重他的緘默問題。

當然，這兩者往往互為影響。因此，在這當中，極需要有相關資源進行介入。如果孩子在學科學習這件事情上能夠維持應有的表現，或許也可以先循輔導諮商管道給予協助。

觀念的釐清

有時，班級老師會有疑慮：「心理師，我們全班的教學進度在進行，在這種狀況下，難道我不需要考慮現實的狀況，在課堂上真的都不能對於選擇性緘默症孩子進行任何的要求嗎？」

其實也並非如此，而是**在要求的事物上會先迴避需要開口回應。**畢竟，孩子主要的焦慮來源，就是開口說話這件事。

當然，由於每個選擇性緘默症孩子的嚴重程度差異非常大，有些孩子的問題相對單純，除了沒開口之外，其他需要配合的事情、需要參與的活動，以及師生間的非語言互動，他可能依然具備。

如果這個孩子在課業上依然不為所動，我們會進一步釐清，是孩子的焦慮明顯導致他在課堂學習上出現無法進行的狀態，還是孩子本身在某些學科內容的能力上出現了明顯的落後？

這兩種情況的解讀不盡相同，前者的關鍵在於，針對孩子的焦慮，進行深入的協助，積極的處理。後者的處理，主要在於家長以及資源班老師，共同透過個別化教育計畫（IEP），討論孩子的課程，是否要進行資源班的補救教學，無論是抽離，或者是外加課程的協助。

提升孩子在該學科上的基礎能力，以預防孩子長時間因為在課業上無法跟上進度，導致在班級裡的焦慮提升，壓力更加沉重，而更加惡化開口說話這件事情。

教室生態的考量必要

在進行選擇性緘默症的個別輔導時，絕對不能忽略孩子在原班教室的生態，除了個別一對一地進行晤談之外，建議資源班老師、輔導老師、心理師可以安排一些時間，和孩子的導師接觸。

透過導師，了解孩子在教室裡的一些狀況，同時，資源班老師並提供給班級導師，在班級中，如何協助選擇性緘默症孩子的建議，這對於孩子未來在教室裡開口說話的機率，相對會來得高許多。

畢竟對於許多兒童、青少年來說，**他們在教室裡的緘默與焦慮課題，有時以自身的力量要進行改變是很難的，一定需要倚靠身旁父母、老師、同儕，給予一臂之力。**

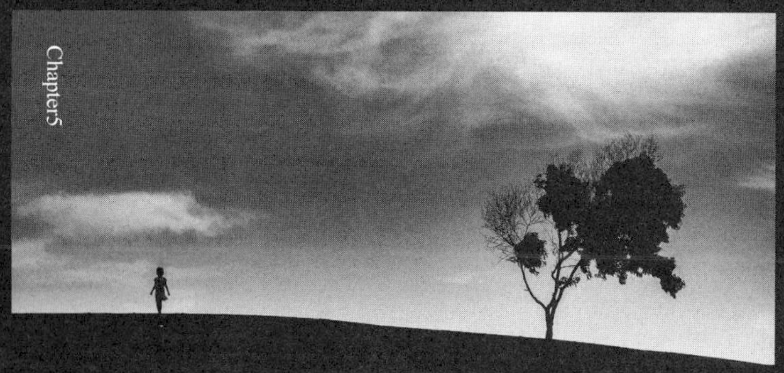

選擇性緘默症的共病與鑑別

選擇性緘默症常伴隨的共病

「你這個孩子到底怎麼搞的？要上學了，還在那邊哭哭啼啼的。學校是會把你吃掉，是不是？其他小朋友都上學去了，你又沒有生病，沒有感冒咳嗽，沒有腸胃不舒服，為什麼要請假在家？我還要上班，哪有多少時間陪你？」

眼看著上班、上學的時間已經逼近，怡璇媽媽有些急了。

「我不要去學校，我要請假在家。」

怡璇窩在沙發上，她就是不起來。

怡璇媽媽手上拎著怡璇的書包、摩托車鑰匙，以及兩頂安全帽。怡璇媽媽眼睛不時探向牆上的時鐘。這一陣子，為了上學這件事，把自己折騰得比工作還累。她常常都得要請假一兩個小時來處理怡璇不上學這件事。

無論怡璇媽媽怎麼苦口婆心地催促，怡璇能夠拖一節課是一節課。

「媳婦啊，怡璇哭成這樣，她如果真的不想上學，今天就幫她請一天假。小學生一天沒上到什麼課，無所謂啦！晚上再問問同學，回家作業有哪些。你趕快去上班，就讓她今天在家裡好了。」

每次聽到婆婆這麼說，怡璇媽媽真的很氣。總覺得婆婆一出現，就讓自己好不容易才有的堅持又破了功。

「阿母，孩子不能這樣寵的。你看其他孩子都去上學。在班上，大家有說有笑，但你知不知道，怡璇除了不想上學，老師還不斷地跟我抱怨，她在學校都不說話。不管老師怎麼問，她不說就是不說。那你說，我能怎麼辦？」

眼看著再不出門，上班一定又要遲到了。這段時間，怡璇媽媽的主管已經在提醒，如果上班還是這樣，要上不上的，那乾脆就辭職，不要做了，專心地在家陪伴自己的孩子，做個全職的家庭主婦，也不會家庭、工作兩頭燒。

想到這裡，怡璇媽媽心裡就百般不甘。不只自己在工作上老是出狀況，連怡璇能不能好好上學的問題，也都還沒有解決，更不要說，怡璇在班上緘默，不肯說話。

「連學校都不上了，我還管她在學校有沒有開口講話。」怡璇媽媽把其中一項安全帽以及怡璇的書包，放在門口的櫃子上。

「阿母，怡璇今天就請你幫我照顧了，我等一下再打電話到學校，跟老師請假。」「我跟你說，今天是最後一次了。下禮拜一，你就好好給我去上學。還有，就是在班上，記得給我開口說話。」

怡璇媽媽雖然這麼說，但是，她是很心虛的。而這些話，就像煙，一下子就被風吹散了。

意中心理師說選擇性緘默症

想要了解選擇性緘默症，也需要了解很容易與選緘共同存在的障礙與疾病，以及容易相混淆，看起來像選擇性緘默，但其實並不是的問題。例如自閉症、亞斯伯格症、智能障礙、構音障礙、思覺失調症、消極反抗等，這些都需要加以釐清、排除，才能更完整了解選擇性緘默症孩子。

我們不只要能夠了解什麼是選擇性緘默症，同時，也要能夠判斷什麼不是選擇性緘默症。

不說話，不等同於選擇性緘默症

試著從各種角度了解，孩子在教室裡不說話，這緘默的行為所要傳達的訊息是什麼。

我不希望對於一個孩子，在教室裡或你預期他應該說話的地方不說話，就立即下判斷，認定這孩子就是選擇性緘默症。

這太過於武斷，也可能錯失孩子真正的問題核心。因此，在這篇中，我特別針對選擇性緘默症容易共同出現的共病，以及容易被混淆的障礙與疾病，做個詳細的說明。

當孩子緘默，不說話，確認並非是源自於選擇性緘默症的問題後，這時，處理的原則，需回到該障礙與疾病的因應策略。

拒學壓力源的釐清

面對選擇性緘默症孩子的拒學問題，首先，我們必須要先釐清，造成他拒學的可能原因，以及壓力源會是什麼。例如，說話這件事，是否在班上受到同學的嘲笑？是否課業明顯落後？是否需要回答問題，卻不敢開口？是否老師要求同學們都要輪流上台報告？或是在學校出現被霸凌的問題？將壓力源優先釐清，才能找到相對應的策略。

有些孩子的拒絕上學，存在著害怕、恐懼的元素，例如懼學症。如果沒有將孩子真正害怕、恐懼的事情，加以移除，這時，貿然要求孩子上學，很容易造成孩子更大的壓力，甚至讓孩子出現歇斯底里的情緒，或自我傷害的行為。讓孩子跨進學校，就像跨入一處煉獄。

上學無壓力狀態

有些孩子對於上學這件事，總是在放學回家後、睡覺前，或當天要上學之前，明顯表現出抗拒。

有些孩子可以明確說出原因，但有些孩子只是告訴你：「我不想上學。」「我害怕上學。」「我不喜歡上學。」但卻沒有辦法明確說出來，造成他不想要到學校的理由是什麼。

如同有些分離焦慮的孩子，頭過，身就過，當他一大早願意走進學校，後續的狀況，相對就單純許多。

當然，孩子願意到學校，並不等同於他在教室裡就會開口說話，但是，不上學，也就沒戲唱了。

優先解決上學這件事

處理拒學症以及選擇性緘默症的共病，優先順序是以讓孩子順利上學為原則。因為，當孩子沒有辦法順利到學校上課，這時，也就不存在教室裡開不開口的問題。雖然，選擇性緘默症的問題依舊存在。

先解決孩子拒絕上學這件事。當孩子願意上學，多少也反映出他的壓力似乎相對有了一些釋放。在比較輕鬆的狀態下，孩子相對要開口會比較容易。反而，當害怕、恐懼、焦慮、畏縮全部集結在一起的時候，將更容易讓孩子出現開口上的困難度。

同儕的助力

到底該如何讓孩子願意去上學？除了前面提到找出真正壓力源的癥結點之外，另外，**善用同儕的影響力，將有助於孩子願意到學校。**

在班上，找出兩三位比較能夠接納、友善的同學，例如平時會主動和當事人透過社群網路（Line、FB、IG等）對話、聊天，或者彼此約定好，在上學的路上在哪裡碰面，或是一起走路上學等等。這些善意的舉動，都有助於孩子提升他到學校的動機與動力。

分離焦慮症與選擇性緘默症的鑑別與共病

選擇性緘默症很容易同時伴隨著分離焦慮症，這兩者的釐清，必須要非常謹慎。

分離焦慮症主要是和孩子的依附關係發展有關。當主要照顧者離開孩子的視線，使得當事人產生過度的焦慮反應。在這種情況下，分離焦慮症孩子普遍可以說出話來，最常遇到的狀況是，孩子會說：「老師，我媽媽會不會回來？」「老師，現在幾點了？」「老師，我想要回家。」「老師，我可以去找媽媽嗎？」你會發現，這類型的孩子依然可以在教室裡，甚至邊哭邊開口說話。

當選擇性緘默與分離焦慮同時存在，這時，你會發現，孩子縱使非常擔心，離開他視線的媽媽，或主要照顧者而焦慮，但這時，卻壓抑著自己的情緒，而不敢表達他自己的想法或需求。

兩者在處理的重點上不盡相同，但**需要優先處理分離焦慮的問題**。因為若孩子伴隨分離焦慮，在未獲得有效處理的情況下，將更加惡化選擇性緘默症的問題。

合併社交恐懼症

有些孩子伴隨著社交恐懼症。當事人擔心自己的表現，不符合別人對於自己的期待。過度擔心自己在同學、老師面前，會不會表現得不得體。

有些障礙較為明顯的孩子，當面對眼前有社交性的互動時，內心的焦慮很容易浮現。同時，在腦海裡，會很明顯地出現不合理的負向思考。

雖然，當事人很清楚地知道自己有些想法不盡情理，例如擔心自己在同學、朋友面前的表現過於笨拙。但是，自己卻也無法擺脫這些負面的錯誤解讀，而讓自己在面對社交互動上，更加顯得畏縮、退卻、恐懼。

有時，面對同學走過來，孩子也不知道該如何回應，是否該對他微笑？自己的微笑是否讓對方覺得好笑？於是笑得很尷尬，笑得很僵硬，笑得很不自然。

當孩子整個思緒在這負面的漩渦裡快轉時，他整個人的焦慮、恐懼、害怕，又很容易地浮現上來。

許多選擇性緘默症孩子，也同時伴隨著社交恐懼症的問題。當然，共病這件事情，會讓孩子的緘默問題顯得更加地複雜，也更加深在處理上的難度。

多種共病組合

另外，也有孩子同時伴隨分離焦慮症、選擇性緘默症以及拒學症，三者共病的現象。

當然，每一種障礙或疾病，本身在處理上，就有它的難度。當三種障礙同時存在於一個孩子身上，這時，**在優先順序的處理上，先針對分離焦慮症、拒學症，最後才是選擇性緘默症的問題。**

更有甚者，孩子除了以上的三種之外，又再加上社交恐懼症的共病，這在處理過程中，更顯得相當棘手。

進行以上的鑑別，是希望可以很清楚地釐清每個孩子緘默、不說話的核心問題。

我再次提醒，**診斷是一種溝通，而不是一種標籤。**當我們能夠正確釐清孩子的核心問題，後續才能夠更明確地找出問題解決的方向與策略。

泛自閉症和選擇性緘默症的鑑別

下課鐘響了，眼看著林老師沒有任何想要下課的跡象，阿威嘴巴開始出現碎碎唸，但聲音像蚊子般，非常小聲。縱使林老師的距離和阿威非常接近，但仍然沒有聽清楚阿威到底在說什麼。

阿威不時探向窗外，又看著林老師。阿威的課本已經被自己捲了又捲，就像海苔壽司卷一樣。

「各位同學，下個禮拜要考試了，再等老師五分鐘，讓我把這個單元講完。」

阿威心裡非常地焦慮。按照往例，離開教室，他一定得要負責把每一扇窗戶關上，再檢查一遍，看是否有關緊。對他來說，這道程序非做不可。沒有完成，那簡直是不敢想像。

現在，阿威心裡很矛盾，因為，林老師延後了五分鐘下課。如果自己再把窗戶一一關起來，再檢查，那時間可能就會拖延到八分鐘。

這時，阿威心中的小劇場，一幕幕被開啟。

阿威非常擔心，接下來，自己是否因此遲到，來不及到西側門口集合？而安親班老師會不會就把小朋友整隊帶走？那麼，到底他要不要自己走去安親班？但如果自己去安親班，老師又說：「你為什麼遲到？」這樣自己又要被罰站了，他心裡想著，「我才不要罰站，我已經上課一整天了，再罰站，我的腳就痠了啊。我的腳痠了，我會喊腳在痛，爸媽會不會晚上又要帶我去復健科？醫師可能又要安排水療、電療、熱敷，還有最嚇人的針灸。」

想到這裡，阿威整個人緊張焦慮到不時摳著自己的嘴唇。雖然，他還是不說一句話。

阿威的怪異模樣，林老師注意到了。只是林老師卻不知自己延後下課的時間，對於亞斯伯格症孩子來說，很容易讓他們陷入極度的焦慮。

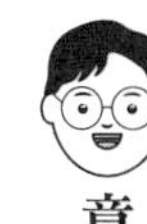

意中心理師說選擇性緘默症

在有些亞斯伯格症孩子身上，你會發現在某些時間點，他可能不願意開口，在團體裡，也是靜靜地在一旁。在面對眼前陌生的情境，有些孩子會顯現出緘默的反應。焦慮的確是亞斯伯格症孩子長期需要面臨的一項問題，只是他的焦慮來源，和選擇性緘默症不盡相同。

對亞斯伯格症孩子來說，他的核心問題主要是在社交困難以及固著性，至於他的語言溝通、表達，在發展上，並沒有很明顯的落後。

泛自閉症與選擇性緘默症的鑑別

對於泛自閉症孩子，例如低口語自閉症、高功能自閉症和亞斯伯格症，由於這群孩子在溝通表達上、社會互動上，明顯有發展上的困難。泛自閉症孩子在家裡、在學校、在安親班或其他公共場所，他們的溝通模式很類似，屬於跨情境的問題。

然而，選擇性緘默症孩子雖然普遍在學校不開口，但是他在家裡說話卻相對自然。當然，如果老師進行家訪，這時，孩子的緘默依然會出現。

泛自閉症孩子的另一個核心問題，是明顯出現刻板、固執、重複的興趣、活動或行為。這一點，在選擇性緘默症孩子身上並不明顯。

當小朋友被診斷是泛自閉症，這時就不會再做選擇性緘默症的診斷。

關係的認定，興趣的交集

亞斯伯格症孩子在班上是否願意開口說話，這牽涉到由他認定你和他之間的關係，是否充分足夠。當關係存在有了，孩子很自然地在課堂上，就會開口和老師對話。特別是當你談論起他所感興趣的事物，你將發現這些孩子會打破沉默，侃侃而談。

例如一個亞斯伯格症孩子在課堂上不和老師、同學說話，只鍾情於昆蟲生態的研究，但當他發現自然老師在課堂上所教的內容，竟然是自己最熱愛的瓢蟲，這時，孩子的注意力、興趣，和老師有了交集，話匣子也就容易打開。

在這種狀況下，亞斯伯格症孩子發現老師和他的頻道連結起來了，或者，自然課老師投其所好，這時，孩子在課堂上，對你開口說話的機率就會提高許多。

但選擇性緘默在口語表達上，卻不是如此。

往往，在這個情境裡（例如班上）不開口，選緘兒會維持相當長的一段時間都依然不說話。縱使老師談論的內容是他所熟悉、熱愛的課程，他依然受制於在眾人面前開口說話的焦慮。在這種狀況下，他選擇不說話，靜靜地聽著老師在課堂上的教學。

對於字面解讀的差異

選擇性緘默症比較難直接在大家面前，開口表達自己的內在想法或感受，但有些孩子卻可以透過紙、筆或網路的方式，也就是不透過面對面，進行溝通。你會發現他們的反應和一般孩子類似，不過亞斯伯格症孩子很容易從字面上做解讀，而選擇性緘默症的孩子比較不具備這項問題。

亞斯伯格症具備了比較固執的興趣、特定的話題，然而選擇性緘默症卻沒有固著的興趣。

亞斯伯格症在解讀社交線索會有誤解、誤判的問題，選擇性緘默症在這方面，卻依然可以察言觀色，有效地解讀他人所傳達的資訊是什麼。同時，你會發現，亞斯兒在人與人之間的溝通，是明顯地有困難，他們無法解讀別人所傳達出來的社會情緒線索。

亞斯伯格症對於情境的轉變相當敏感，因此，對於老師在課堂上臨時的抽考，隨機的換座位、分組，或是沒有準時下課，這些例子，往往很容易讓亞斯伯格症出現明顯的激烈情緒反應。但對於選擇性緘默症來說，他主要的焦慮依然是在互動中。不過如果需要開口說話，這時，孩子的焦慮就容易浮現。

亞斯伯格症孩子很容易聚焦在細微的事物上，而忽略了整體。雖然，選擇性緘默症孩子因為焦慮，也很容易聚焦在一些細微的點，特別是聚焦在當下的情境，是否需要他開口說話。

如果又像選擇性緘默，又像亞斯，該如何處理？

面對如此疑慮，**第一時間要思考的是，造成孩子或老師的困擾是什麼**。例如亞斯伯格症的固著性，當既定的節奏被打破時，導致孩子的情緒處在激烈的狀態，這時，老師處理的方向主要在於如何順應著他的固著性，再漸進地採取彈性的改變。過程中，孩子是否開口表達，暫不考慮。

優先因應亞斯伯格症問題

當亞斯伯格症與選擇性緘默症混淆時，在處理的方向上，優先以亞斯伯格症的固著性，以及對於人和人之間的社交困難，進行處理。

關係的建立非常重要，先有了關係之後，比較能夠打破以及鬆動孩子與你開口說話的動機。同時，在互動上，投其所好，先從亞斯伯格症比較感興趣的方向來進行互動，這一點，和選擇性緘默症孩子互動所考慮的方向，其實是相同的。

與亞斯伯格症孩子互動的過程中，盡可能使用正向的表達方式，不要批評、批判、糾正、責罵，或者進行負面的提醒。由於亞斯伯格症本身容易焦慮，因此，如果面對比較不擅長的事情或話題，或既定結構被改變，或處在不確定的狀態，這都很容易造成亞斯伯格症孩子焦慮指數的上升。

清楚眼前孩子的實際身心特質，才有辦法找到相對應的、適當的問題解決策略，而不至於模糊了焦點。或者是，在介入的過程中失去焦點。

為什麼鑑別非常重要？目的並非為了給孩子貼標籤，而是當清楚釐清眼前孩子的核心問題，我們才有辦法找到相對應的解決策略。

留意障礙出現的順序

自閉症被發現通常是在兒童期早期，有些孩子，甚至在兩三歲的發展中，就可以明確診斷是典型自閉症，無論是低口語自閉症或高功能自閉症。只要自閉症的診斷先出現，就不會再給予選擇性緘默症的診斷。

雖然，有些孩子在幼兒園或小學階段因不說話，先被診斷為選擇性緘默症，然而後來發現，他伴隨了固著性與社交困難。實務上，有些孩子在早期階段，沒有被發現是亞斯伯格症，是到後來才被注意到。

這些疾病與障礙之間的診斷，是有一些邏輯性的存在，當然，診斷權目前在醫療上，依然是由相關精神科醫師、兒童心智科醫師、身心科醫師來做判斷。

在特殊教育的領域，則由各專業人員組成的鑑定安置輔導委員會（簡稱鑑輔會），成員包括醫師、教授、心理師、治療師、家長代表等來進行判斷，並且決定是否給予情緒行為障礙（有些縣市會註記焦慮性疾患，選擇性緘默症歸屬在此類）特殊教育學生身分。

構音障礙、語言發展遲緩，與選擇性緘默症的鑑別

「他到底在說什麼？我怎麼聽不懂？」

「對呀，他是從外星來的嗎？」

阿昊很誇張地捧著肚子大笑。

小鍵鄭重其事地又說了一遍。

「你不要再說了。」

「你愈說，我愈覺得想笑。」

底下的孩子，彼此又笑成一團。

這場面可惹怒了小鍵。小鍵二話不說，拳頭朝著阿昊的額頭打了過去。

「你在幹嘛？」

小鍵又劈里啪啦說了一大串的話。

「你在講什麼，沒人聽得懂。」最後這一句話，刺中了小鍵敏感又脆弱的心。

沒錯，無論小鍵再怎麼努力地說，班上就是沒有同學聽得懂他到底在說什麼。不只小朋友聽不懂，常常連老師都得再三強調：「小鍵，你好好說。放慢速度，好好說。」但無論小鍵的速度放得多慢，全班真的沒有人聽得懂他在說什麼。

小鍵決定不說話了。從這個禮拜開始，他在教室裡，不再開口了。當然，遇到問題，小鍵開始用拳頭來解決。小鍵和同學的衝突頻率愈來愈高，他常常與同學不時就打起架來。

小鍵變得愈來愈易怒，也愈來愈沉默。

老師索性到後來也不再叫小鍵回答問題。因為，這幾個月下來，自己完全聽不懂小鍵到底在說什麼。

老師很清楚知道，小鍵有些音其實沒有辦法發出來。同時，小鍵在說話的時候，舌頭也沒有什麼太大的動作。老一輩的人，常對這種大舌頭說是臭奶呆（台語）。小鍵的發音的確有問題，他在幼兒園時被診斷為構音障礙。

「小鍵這孩子最近到底怎麼搞的？在班上動不動就動手打人，這回還把阿昊的額頭打傷，害我還得到學校跟老師，還有阿昊的爸媽賠不是。」小鍵媽媽愈說愈生氣。

「連問個原因，也不開口跟我說，只會在那邊氣呼呼地握著拳頭，幹嘛？生氣就贏了。不然，也給我說出個道理。」

「我看這孩子真的需要教訓，好好修理一下，否則這個壞脾氣，我看就很難改了。」

「還修理耶，還不是你用這種方式對孩子，讓他不知不覺把你的招式學了起來。如果有用，今天就不會這樣了。」

「我得來問問小鍵，看他究竟是怎麼一回事。」

「還輪到你問啊？我問，他都不說了，更何況是你問，他哪敢講？小鍵每次講得不清不楚的，還不是被你罵得更慘。你只會說：『再給我說清楚一點，再給我說一遍。你再不給我說清楚，你就完蛋了。』」

小鍵媽媽這些話，讓爸爸無法反駁。

「只是，這孩子也真是的。你也知道，他的發音很不標準。不要說我們做父母的聽不清楚他在說什麼。我看連班上的老師、同學也是聽不懂。結果，現在呢？他在學校變得都不講話，不管老師怎麼問、怎麼要求，他就是不說一句話。沒開口，怎麼練習說話？」

「但是，老婆，我有個疑問，小鍵已經這麼久說話不清不楚，但你也知道他的語言治療自從進小學後就暫停了，也沒有繼續再回診、追蹤。現在要小鍵自己開口，就可以把話說清楚，這似乎很難吧？」

「難得這次你能說出像樣的話，那麼到底該怎麼辦？總不能讓他在學校一直都不開口吧？」媽媽滿是疑問。

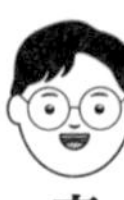

意中心理師說選擇性緘默症

面對構音障礙的孩子出現不說話，這時，我們必須要清楚釐清，孩子為什麼不說話，畢竟，他說了，也沒有人聽清楚，沒人知道他在說什麼。說了，也只是一次一次被嘲笑、被糾正，最後乾脆選擇不說。

當然，遇到問題，遇到挫折，構音障礙的孩子自然而然就以最原始的攻擊、動手、打架，來作為回應。

構音障礙與選擇性緘默症的鑑別

有些小朋友因為構音問題，在表達與溝通上出現了挫折。例如他人的嘲笑、不耐煩、聽不懂或是惡意的模仿，或因為說話語言流暢度有困難，出現了口吃問題。這時，多數的孩子索性就不開口說話了。

這種情況下，孩子的核心問題是在構音和口吃問題，而不做選擇性緘默症的解釋。

面對構音障礙的孩子，這時，需要與選擇性緘默加以區分，這兩類孩子在校園裡，看似都不說話，但是彼此的核心重點並不相同。

前者的核心重點在於因為構音、發音上的不清楚，導致在與人溝通上產生了挫折，到後來索性就放棄說話溝通。選擇性緘默的核心問題，依然存在於焦慮這件事。

前者要解決的問題是，如何改善孩子的發音，這和選擇性緘默症需要解決焦慮的問題不同。

鑑別診斷的目的，關鍵在於讓我們面對孩子實際的問題，可以很明確地找到當中的關鍵，以及優先處理的順序。

面對構音障礙的孩子，最忌諱聽到的是：「你再說一遍。」說真的，當孩子真的再說了一遍、兩遍、三遍，對方依然是聽不清楚。

有時，我們愈要求他說，孩子就愈感到挫折。或者，**我們雖然並沒有要求他再說一次，但是，我們的臉部表情表露出來的納悶、困惑、聽不懂，對孩子來說也是一種挫折。**

漸漸地，構音障礙的孩子乾脆就不說話了。

當我們大人，例如爸媽以及老師聽不懂眼前這個孩子到底在說什麼，更何況是班上同齡的小朋友，他們更是無法猜測。

畢竟構音障礙的孩子，他的問題，短期內沒有辦法明顯地改善。因此，老師可以讓班上的同學試著了解與同理，眼前孩子在溝通、表達上的困難。

對於構音異常的孩子，我們可以協助他，透過紙、筆的方式來作為溝通上的輔助，特別是對於國小以上，已經具備寫字能力的孩子。

語言發展遲緩、語言障礙和選擇性緘默症

選擇性緘默症孩子並不是語言發展有問題，然而，語言發展遲緩、語言障礙孩子通常在團體裡，多數時間會處在一種緘默的狀態。

這兩類型孩子要加強的訓練、方向與目標不盡相同。

選擇性緘默症聚焦的是孩子的焦慮。語言發展遲緩、語言障礙聚焦的重點是，提升孩子的語言表達與理解能力。

鑑別的方式，請爸媽特別留意，孩子在家裡的語言表達與理解能力，是否與一般同年齡的孩子在發展上是類似的。選擇性緘默症孩子一般是順利的。

一般來說，語言發展遲緩孩子當他們的語言表達能力開始改善，能夠使用的詞彙增加，能夠說的句子變長，這時，孩子主動開口說話的機率，相對就會變得比較明顯。

語言發展遲緩、語言障礙，不做選擇性緘默症的解釋。

文化限制與選擇性緘默症

有些小朋友的緘默原因，來自於在團體裡溝通的語言是自己陌生的。例如，如果在團體中多數人說原住民、客家話或新住民語，像是越南語、泰語、印尼話等，但是自己因文化限制而不擅長。

例如，木村隨爸媽從日本回到台灣定居，但木村的中文能力有限，因此，當班上所有的同學都在講中文，這時，你會發現木村大多數時間，只是靜靜地在一旁，看著其他人進行活動，沒有開口說話。

因受限於文化限制而緘默，此時，不做選擇性緘默症的解釋。

不過，在這個例子中，當木村的中文，聽、說、讀、寫能力，因入境隨俗、自身努力而有所進步，這時，他在班上開口說話的機率，相對就會高出許多。

這種情況，就像台灣人前往海外讀書、旅遊，當所需要使用的是英文、日文、韓文、德文或法文，這時，就很容易在團體裡陷入焦慮不安，可能會靜靜地在一旁，或使用非語言的方式，例如透過手勢、動作來和他人進行溝通。當然，線上翻譯也是一種替代溝通的輔助。

團體中，如果多數人所討論的內容是自己相當陌生的領域，例如天文、歷史、微積分等，這時，孩子在無法聽懂、參與的情況下，往往採取緘默。這種情況也不做選擇性緘默症的解釋。

智能障礙、認知發展落後，與選擇性緘默症的鑑別

陳老師感到有點困惑，「雅玟在資源班可以和自己對話，但為什麼她在原班教室裡，卻一句話都不說？這到底是怎麼一回事？」

在資源班教室，無論是和雅玟進行生活對話，請她朗讀課文或繪本，進行課程上的一些提問，雅玟在回應上倒是挺自在的。

但六年一班的導師，為人非常和氣，在校園裡總是笑容滿面，學生們一直以來也都非常喜歡他，但為什麼換了個情境，雅玟就像變成另外一個人。

當然，陳老師也清楚知道，雅玟在認知程度上與班上同學有著明顯的落差，只是這個落差，倒不至於落到輕度智能障礙的身分。但翻一翻雅玟過去的評估資料，發現

她整體的智力（FIQ）表現落在七十二分（一般中等智商為九十至一百零九分），屬於臨界智商（智商分數落在七十至七十九分）的孩子。特別是再仔細看，她的語言智商（VIQ）表現，分數更是明顯偏低。

陳老師心想：「這孩子會不會是學科方面在原班一直無法跟上進度，導致她在教室裡不願意開口？」有幾次，陳老師試著問雅玟在原班不說話這件事，雅玟總是一套制式地回答：「我不知道。」

「但是她真的不知道嗎？還是她其實也不想面對，自己在認知與學科能力不足的部分？畢竟，這部分也活像個傷口，碰觸了，難免會疼。」陳老師苦思著。

陳老師可以感受到雅玟的認真，但是陳老師自己多少也知道，依照雅玟目前的臨界智商，要應付高年級的課業，要能夠跟得上原班的進度，是相當困難的。

稍微慶幸一點的是，雅玟目前取得了情緒行為障礙特教學生身分的資格，至少針對她落後的部分，在資源班還可以進行補救教學。

只是陳老師一直也有個疑慮，「雅玟真的是選擇性緘默症嗎？」「如果不是呢？那麼，對她目前在學校的安置輔導，到底是好還是不好？是否也因此影響到老師、同學、家人和她之間的互動，甚至左右了雅玟對待自己的看法？」這一點也是陳老師最為在意的。

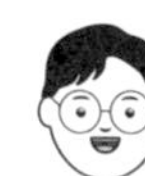

意中心理師說選擇性緘默症

在實務工作上，當會遇到以下的例子。孩子在原班教室總是安安靜靜，沉默、不開口，而當老師問他的時候，孩子也通常不回答，在班上，更很少和同學開口說話或互動。這些孩子常被懷疑是否有選擇性緘默症的問題。

隨後，孩子被轉介到資源班，但這時卻發現有些孩子在資源班可以開口，甚至當轉介至心理師，在晤談過程中，孩子也可以開口說。這時，我會思考，到底孩子在班上的緘默行為要傳達的訊息是什麼。

通常，在這類的孩子身上，我往往會發現孩子在班上的學習表現、學習成就與原班同學比較，相對低落。這些孩子很明顯缺乏自信，而在教室裡的學習動機與意願，往往處在被動的狀態。

這些孩子由於在學業上的低落，很容易遭受到同儕的嘲諷，也因此在自信上，相對也容易呈現低落以及退縮的狀態。

臨界智商，三不管地帶的漠視

在校園裡，臨界智商的孩子總是容易被忽略，如同三不管地帶。孩子的智力表現沒有落後到輕度智能障礙，因此，不符合智能障礙特殊教育學生身分，無法接受特殊教育的服務。但是，智力分數又落在臨界值，這種要上不上，要下不下的狀態，對於孩子在課堂上的學習，明顯是一種沉重負擔。

智能障礙孩子或認知發展遲緩孩子容易在課堂上缺乏自信，因此，對於課堂上需要開口討論、表達意見這些事情會深感焦慮，而往往呈現出緘默、不回應的問題行為模式。

這也是為什麼有些選擇性緘默孩子會被班上同學嘲笑：「老師，你不要問他，反正他又不會回答。」「對嘛！那麼笨，連這麼簡單的問題也不會。」這樣的誤解，很容易讓選擇性緘默孩子百口莫辯。想要辯解，需要勇氣，然而，這對於選緘兒來說，又是一道很難跨越的障礙。

以認知程度作為鑑別的指標

實務上，經常會發現有些孩子會因為認知或理解問題，而被誤判是選擇性緘默。有些孩子在學習表現上相對能力較弱，特別是對於一些語言的理解以及表達，與同年齡的孩子比較，相對不足。

在課堂上，孩子顯得挫折，缺乏自信。這時，在課堂上，大部分孩子選擇的方式，就是不說話。

這裡的不說話與孩子的能力有關係。

但你會發現，當在進行相對比較容易回應的問題時，這些孩子其實是可以在自己的能力範圍內侃侃而談。除非，孩子的自信真的被壓到低得喘不過氣。

要釐清這兩類孩子的關係，我們可以仔細評估孩子在扣除開口說話、表達的學習能力上，他在班上的課業表現，例如考試、作業、評量等。

如果，孩子在這方面依然可以維持在一個水準，只是在需要開口表達這件事情上，沒有表現出來，我們初步可以假設，孩子比較並不傾向有認知發展遲緩和智能障礙方面的疑問。

智能障礙與選擇性緘默症

智能障礙的孩子（例如唐氏症）由於受限於心智能力的低落問題，當你所說的話是他可以理解的時候，往往這些孩子在能力範圍內，大都願意開口回應你。

但是，如果你所提問的問題相對比較困難，讓他無法理解，這時，智能障礙孩子往往保持緘默、不說話。

選擇性緘默症孩子的智力表現，普遍與一般孩子程度相似。

因此，當確認為智能障礙診斷，就不再做選擇性緘默症的解釋。

專注力失焦導致課業表現低落

請留意有些選擇性緘默症孩子，由於長期在教室裡對開口說話感到焦慮，因此，在課堂上，很容易將注意力一直聚焦在「說話」這件事情，而無法專注於課堂上老師的上課內容。這一點，孩子在小學中、高年級，甚至到國、高中職階段，都很容易造成孩子在課業表現上出現落後。

課業的落後，又往往形成這些孩子的焦慮，而這樣的焦慮，又造成他們在教室裡開口說話的困難，形成一種反覆的惡性循環。

能力範圍內的從容開口

對於智能障礙的孩子，或接受資源班學科補救的孩子，當他評估眼前老師所給予的內容，是自己能力範圍內的程度，往往這些孩子在資源班比較能夠和老師進行一對一的晤談。

同樣地，這些孩子在談論自己感興趣的話題上，例如線上遊戲的「英雄聯盟」、「傳說對決」等，有些孩子反而可以侃侃而談。關鍵在於這些談論的內容是他們自己熟悉、了解，可以掌握的，所以相對上能表現出比較明顯的自信。

因此，在課堂教學上，如果我們願意調整上課的內容，特別是符合孩子的能力水準，這些孩子在教室裡的自信相對就會提升。同時，主動開口說話的頻率也相對會高許多。

為何不能只有一套版本授課？

對於老師來說，當需要調整上課的內容，有時，他們會覺得是一種額外、多餘的負擔。有些老師會想：「為什麼不能就只用一套版本來授課？」但對於有些特殊需求的孩子來說，面對一般的授課方式，他們在學習上是會感到困難。

如果老師願意考量孩子的需求，進行相關的調整，我想，孩子改變的機率，相對就會高出許多。

做球給孩子，提升開口的動機

有些孩子會自我暗示：「我在課堂上，就是無法回答老師的問題，我怕講錯。」而讓自己又往緘默的石牆上倚靠過去。

這時，**讓孩子事先有所準備，透過比較熟悉的內容，再慢慢提升孩子對於相對比較困難問題的回應，以提升孩子開口說話的自信。**讓孩子了解他有能力，可以在教室裡，回答這些問題。

有時，老師會特別讓孩子將問題帶回家，事先準備問題的答案。接著，在隔天的課堂上，再適時地問孩子，讓孩子有自信回應。

我們也可以從這方向來切入，對於有些選擇性緘默的孩子，當我們問他問題，在他的自我評估過程中，如果他發現自己是可以回答的、有能力回答的，他願意回答的機率，相對會高出許多。

無論是選擇性緘默，或是因為學習能力相對落後的孩子，他們都需要成就感，需要能夠完成的表現。這些表現正一點一滴左右孩子的自信，特別是在教室裡，開口說話的自信。

面對選擇性緘默，雖不能太急切，但也不能完全不為所動，不進行任何的調整。

特殊教育其實是一段非常細膩的過程，如果你願意為這孩子做些許的努力，其實孩子真的會有一些改變出現。

進一步釐清，造成孩子的緘默主要的原因，是否和他的學業成績、學業能力表現有顯著的關係。因此，在介入的重點上，主要在於如何讓孩子的學業表現、學業動機、學習能力能夠被看見。同時，提供符合孩子能力需求的內容，讓孩子在學習過程中，擁有「我也可以」的自信，進而能夠進一步在教室裡自在地開口。

消極反抗與選擇性緘默症的鑑別

「報告，老師好，我是陳筱柔。」這個女孩的聲音很洪亮，精神看起來也相當飽滿，兩隻眼睛炯炯有神。

「請問老師，您找我有什麼事？」筱柔的手上拿著請假單，臉上露出疑惑的表情，看著輔導老師。

「你請坐，我是輔導老師，李老師。」李老師的態度一貫溫和，指引著眼前的筱柔坐了下來。

李老師隱約可以感覺出來筱柔正上下打量著自己。當然，這個眼神，李老師非常熟悉。

李老師心中有些納悶，因為在輔導資料卡上，筱柔轉介的原因是在教室裡長期面對老師的提問，總是不發一語。

班級老師心裡想著，這孩子會不會是選擇性緘默症?在經過家長的同意下，筱柔被轉介到輔導室來，請求輔導老師協助以作為釐清。

李老師依照慣例先介紹自己，以及簡單提及一般同學來到輔導室可能的求助需求。

一開始，筱柔對李老師的提問有問必答。他們的話題，圍繞在一般孩子關注的興趣與活動上。但從語氣裡，老師可以感受到筱柔充滿著防衛。

「你在班上有沒有一些比較要好的同學?」李老師試著從人際關係上切入，好了解她在班上的說話情況，這時，筱柔卻突然不說話。筱柔的眼神飄移到窗外，她的嘴唇緊緊閉著，臉上展露出不以為然的表情。

李老師心想，自己是否不小心踩到這孩子敏感的人際地雷，讓筱柔對於這個問題不回應?李老師為了緩和一下有些緊繃的氣氛，他再轉回原先的話題，但筱柔已不說一句話。

「這孩子到底怎麼了?為什麼反應像個開關似的，說換就換，馬上切換成另外一個模樣?」李老師心裡納悶，但筱柔已逐漸透露出心不甘情不願的消極反抗。

其實，筱柔的心裡正嘀咕：「囉哩八嗦的，幹嘛沒事把我找來問東問西。我最討厭這種大人了。超不爽的，把我當成什麼？做錯事的犯人嗎？現在是在辦案，做筆錄嗎，是不是？」

筱柔不說話，就是不說話。

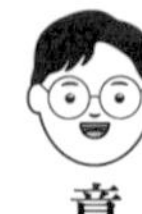

意中心理師說選擇性緘默症

消極反抗、緘默而不說話的核心，關鍵在於孩子與眼前大人之間的關係，反映的是孩子對於大人的態度，這當中並沒有明顯的焦慮因素存在。對於大人來講，由於不知道該如何因應，反而比較容易感到焦慮。

有些孩子由於非自願性地被安排與大人對話，這時，孩子往往也會選擇消極反抗的方式，沉默不語。但是，通常在結束會談或離開現場之後，孩子大多可以立即與其他人開口對話。

我經常強調一件事，除了我們眼前所看到的現象，更重要的是，去關注自己沒有看到的部分。

消極反抗也不做選擇性緘默症的解釋。

請勿太快下論斷

有些孩子在教室裡，老師問他的時候，他選擇不回答。在這種情況下，先不要那麼快做論斷，請繼續觀察這個孩子在教室裡的整體說話行為。

通常，如果是消極反抗的孩子，他在教室裡依然能夠和其他小朋友互動，而且整個情緒、行為的表現，就如同一般孩子一樣地自然，甚至在小朋友之間，也是有說有笑，只是，你可能會發現，他在你的班級裡，對於你的提問，他選擇了不回答，或是對於你的指令要求，他選擇不回應。

在這種情形下，就不做選擇性緘默症的判斷。

選擇性配合的反應

有些對立反抗的孩子，在配合度上，會因為面對不同的人，而出現不一致的反應。當然，極端的對立反抗疾患，則普遍誰講話、誰要求，老子不理你，就是不理你。甚至，更常見的是，在課堂上，直接嗆你，讓你難堪，奪取你的教室主導權。當然，這類的孩子，不是我們現在要談論的重點。

這裡，我要強調的是消極反抗的緘默、不說話。如果你發現孩子似乎對其他的老師都會回應，但卻對自己不予理會，緘默對待，這時，我們要思考的是彼此的關係，並進行調整、修正。

我依然相信，**當大人改變了，孩子改變就不遠了。**

思覺失調症與選擇性緘默症的鑑別

「弘宇最近變得好奇怪哦，以前總是侃侃而談的他，怎麼現在變得像另外一個人似的，總是面無表情，常常一句話也不說。有時，還看到他望著窗外傻笑。」

「聽說他最近社團都沒去了。」

「不要說社團沒去了，你不覺得他最近來學校的次數，都變得很不規律，老是在請假。」

弘宇依然默默地坐在教室的角落，對著窗外發呆。

小昕與阿致兩個人在一旁，邊看著弘宇邊討論。

「他最近是不是中邪啊？是不是被什麼附身啊？怎麼覺得他老是怪怪的？」

「他是怪怪的沒錯啦，但是，阿致，你是不是《魂囚西門》、《靈異街11號》這種戲劇看多了。」

「但你不覺得他都不說話，那種看人的茫然眼神，不僅讓人懷疑他生病了，不然就是像我猜的，被鬼附身了。」

「可是，以前的他真的不是這樣啊！更何況，他之前在班上的課業成績，可是前三名呢，但這幾次大、小考下來，你不覺得他被當的機率非常非常高。這真的讓我無法聯想以前的他和現在的他，會是同一個人。」

沒想到，弘宇突然拿起他的書包，朝講台拋了過去。書包裡的課本、筆記本、文具與零錢撒落了滿地。這舉動讓班上的同學發出一陣陣尖叫。

「你看，你看，弘宇真的發病了。」

教室裡同學們混亂嘈雜的聲音，掩蓋不住弘宇口中的喃喃自語。只是他到底在說什麼，無人知曉。

「趕快去通知導師，趕快去通知導師。」小昕激動地叫著。

弘宇的情緒愈來愈激動，他不停地搖晃著桌子，嚇得一旁的女生哭了起來。

「說真的，原來的弘宇不是這副模樣啊！弘宇到底怎麼了？」

小昕試著向前安撫，「弘宇，你有話就好好說嘛。你不說，我們怎麼知道。」

話沒說完，弘宇馬上起身往教室外衝了出去。

這突如其來的舉動，讓小昕被嚇得愣在原地，一時說不出話來。

不說話的弘宇，到底怎麼了？

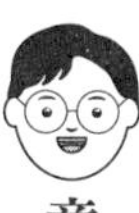

意中心理師說選擇性緘默症

思覺失調症主要出現正性症狀，例如妄想、幻覺（特別是聽幻覺），同時，也呈現出負性症狀，例如貧語、與他人互動頻率降低、笑容減少、活動量減少、臉部表情平板等。

為什麼選擇性緘默症和思覺失調症會牽扯在一起？

關鍵在於，有些思覺失調症患者會出現貧語、不說話的狀態。這時，從外顯行為表現上來看，不說話這件事，很容易讓人誤以為是選擇性緘默症。

兩者的主要差異，在於思覺失調症伴隨明顯的妄想以及幻覺（特別是聽幻覺）的正性症狀。這一點在選擇性緘默症孩子身上，並不會出現。

當孩子被給予思覺失調症的判斷，這時不做選擇性緘默症解釋。

別以偏概全

選擇性緘默症發病的年齡，相對會早許多。有些孩子在幼兒園，約四歲左右，就開始出現不說話。然而，**思覺失調症發病的年齡，相對比較晚，大部分出現的時間在青春期後期以及成年早期，約在高中職、大專院校這個階段。**

思覺失調症往往會出現怪異行為，例如脫序、突兀、怪異的舉動、自言自語或亂語的現象。選擇性緘默症孩子沒有這些問題。

選擇性緘默症除了對於開口說話，容易感到焦慮而緘默之外，多數情形依然能和一般同學進行非語言的互動，除非是嚴重的選擇性緘默症孩子。

思覺失調症的核心問題在於多出來的妄想以及幻覺等正性症狀，在解讀周圍訊息上，容易出現扭曲、不合理的解讀。在社交互動上，行為舉止會讓人家覺得怪異。選擇性緘默症並沒有存在妄想、幻覺，認知普遍維持在適當的發展狀態，對於訊息的解讀，與一般孩子類似。

思覺失調症的孩子很容易因為妄想內容，而與周遭他人疏離，形成不信任的關係。

選擇性緘默症的孩子思緒其實是相當地清晰，他們很清楚地了解自己與周遭他人互動的狀態，只是苦於無法跳脫焦慮，對於在需要開口說話的情境，容易產生逃避以及畏縮。

障礙出現的順序

是否會出現選擇性緘默症與思覺失調症的共病關係？

有一種情形是，孩子在幼兒園、小學階段，經醫師診斷患有選擇性緘默症，然而，到了青春期後期，孩子卻又罹患了思覺失調症，在這種狀況下，會存在著一個共病的狀態。

這種情形是選擇性緘默症出現在前，思覺失調症發病在後。

但是，如果孩子在這之前，並沒有任何選擇性緘默症的問題，也就是在過去幼兒園、小學、國中，甚至於高中職階段，孩子在原班教室、在校園裡，說話一直不是他的問題，但後來孩子出現了思覺失調症，伴隨著貧語的負性症狀，這時，就不再做選擇性緘默症的解釋。

因此，哪一個疾病發生在前，哪一個疾病發生在後，就會決定眼前的這個孩子，他是處在一種共病的狀況，或僅是思覺失調症。

假性緘默——為什麼姐弟兩人都不說話？

很明顯地，姐姐在學校持續沒有開口，而當弟弟發現姐姐不開口，似乎為她帶來許多的好處。因為聽爸媽和姐姐在討論時，發現姐姐因為不說話，久了之後，連老師都不再問她。

弟弟心裡好生羡慕，也多麼期待，「假如自己不說話，老師也不再問自己，那該有多好。」

在弟弟的眼中，姐姐哪有什麼問題，因為她在家裡，說話可是嘰哩呱啦，吵得要死，更何況姐弟倆總是因為一些瑣事常常起爭執。只是，既然姐姐說話沒有問題，但在班上，她為什麼不說話呢？

弟弟雖然感到疑惑，但也不需要弄懂，他只知道如果不說話，可以帶來那麼多神奇的好處，那麼，自己也應該要來試試看。

緘默A計畫開始。

第一天，弟弟對於老師的提問，忍住不回答，結果換來的是老師的指責：「這題不是教了很多遍了嗎？怎麼還不會？」

老師心裡也有些疑惑，類似的題目，他以前不都回答得頭頭是道。

對弟弟來講，既然要達到像姐姐那樣的作用，那麼自己就要加碼忍住，縱使知道答案，再怎麼樣也不要說出來。

當然一次又一次之後，同學們開始笑了起來。

「真的是笨，連這個也不會。」

「對嘛！我幫他回答好了。」

「到底有沒有在念書啊？」

「是中邪，變啞巴了，是不是？」

同學們的這些話，聽在弟弟的耳朵裡，的確是不舒服。但是，他漸漸地發現，如同姐姐一樣，老師果真變得很少問自己，好的甜果開始嘗到了，且老師不問，同學也沒有機會再笑了。

這時，弟弟心裡大聲地喊YA，果然自己的緘默達到作用了。

這段時間弟弟突然的不說話，讓老師深感納悶，雖然老師已經聽聞六年級的姐姐不說話的情況，難不成弟弟跟姐姐一樣，也患有選擇性緘默症？

但一個人，為什麼會突然不開口呢？

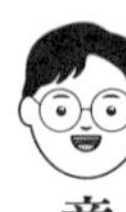

意中心理師說選擇性緘默症

選擇性緘默症身旁的重要他人，是如何看待選擇性緘默這件事，例如有些孩子表面上看到在教室裡不說話的好處（不會被問，不需回答），但是卻無法真正感受到選擇性緘默症孩子，存在內心裡的那股揮之不去的焦慮。

不公平的對待

我們可以這樣看，如果連身旁最親近的家人、手足，有時都不太能夠了解選擇性緘默孩子在教室裡，不敢開口那一種焦慮的狀態，更何況在教室中周圍的同學們，他們又會是如何的看待。

特別是當教室裡，孩子們看到同學不說話，不回答問題，結果老師也莫可奈何，這時，同學們或許心想：「我們也來跟他一樣好了，我們也不說話。」或者是其他孩子可能提出：「我們兩個人都不說話，為什麼他沒事，我就要被處罰？」這樣的質疑。

這時，我們是否可以持平地回應這件事，**其中的關鍵在於，我們對於選擇性緘默症孩子不說話的背後原因、歷程、焦慮的狀態，能夠有很深刻的感受，同時，也將這樣的感受傳遞給身旁的其他孩子們。**

否則，身處在同一個教室裡的同學們，是很難理解與釋懷。這一點，連同在家裡，手足的感受也是一樣的。

如果連最親近的人都不了解，那我們又該如何強求周圍其他人對選擇性緘默症的認識。

難以忘懷的挫敗感

在我的求學過程中，那一次在高醫兒童心智科的讀書報告，是我這一生一直難以忘懷的挫敗。

那一回，輪到我負責報告，當時就讀研究所的自己，面對著整個科室裡，從兒童心智科主治醫師、總醫師、實習醫師，再加上相關護理人員，以及研究生等。

當時自己報告到一半，卻突然腦筋一片空白。

我極其羞愧地舉起手，對著主持的兒童心智科主治醫師提出我的為難：「我能不能下個禮拜再繼續報告？」但是，立即被主治醫師否決，並且要求我繼續把它講完。逃避雖可恥，但無用。

我也不知道當時是如何硬著頭皮、厚著臉皮，講完那一場讀書會的報告。但是我可以很清楚知道，當下，我是非常挫折以及難堪。

果不其然，一回到研究室，我立即將手上所有的書面資料撕成碎片，再將這些碎片朝天花板用力撒了出去，紙屑掉了滿地。

我必須說，這樣的情緒表達方式已經是我少見，頗為強烈的表達方式之一，因為自己過往很少會做出這樣的舉動。

當然，這個動作做了之後，我也很識相地拿起掃把，把滿地的碎紙掃了起來，以免被打掃的阿姨數落：「你這個同學，怎麼搞的！」

或許，我們每個人都該回頭思考，在過往生活、校園裡，是否存在了相類似的經驗，一種來自於因為需要開口說話，所產生的焦慮經驗。

深陷緘默的無言感受

我會提及這件事情，是因為那一次的經驗，還是我少數出現的例子，然而，你可以想像，當一個孩子在教室裡，當別人都可以很順利地回應老師的問題，無論是說出來的音量、正確率、清晰程度，以及立即性的回答，但為什麼別人都可以做到，我就是做不到？

當時，我自己的挫折感主要來自於，當我發現「同學可以在讀書會的報告講得那麼順利，但是為何自己卻是那麼地失敗……」這個經驗，直到現在，過了二十幾年，在我心裡，依然歷歷在目，因此，對於選擇性緘默症孩子，他們在教室裡長期累積的挫敗感，我想更是讓他們難以遺忘，也更加難以釋懷。

人與人之間是否可以產生一些共鳴？其中一項原因，也在於過往彼此之間是否存在類似的經驗，而產生心理的交集。一種你懂我，而我也願意試著想了解你的感受。

約定與承諾：不為人知的目的

「這是我們之間的承諾，你一定要遵守。我已經告訴你了，在學校一定不能開口，誰破壞了這個規矩，誰就要承擔違反約定的代價。」

「誰怕誰，我說不說就不說。」

姐弟兩個人，彼此許下了承諾。確定在班上，不管老師如何問，不管同學如何說，就是絕對不開口。

雖然，弟弟也不太清楚，為什麼要跟姐姐許下這個承諾。或許，把它當成一場遊戲，也是挺有趣的。反正，這遊戲規則很簡單，只要緊閉著雙唇，不發一語即可。

過去，在校園服務中，我曾經遇過一對姐弟，他們被學校懷疑是選擇性緘默症。當時，可以確定姐姐本身患有選擇性緘默症，然而，在與弟弟接觸的過程中，我卻發現弟弟的不說話，是到後來才出現的。

當時，我心裡想：「在孩子開始不說話的這個時間點以前，他在學校、在教室裡，對開口說話這件事情，是相當自然的。更何況，這個孩子在過去這段時間，並沒有發生明顯的創傷事件。」

因此，當時我深深懷疑，眼前的弟弟真的是因為焦慮而緘默嗎？還是他的緘默有不為人知的目的？

不說話的轉折點

當面對眼前疑似選擇性緘默症的孩子，我會思考，這孩子是從哪個時間點，開始在教室裡，從說話轉變成不說話，而這個轉折是什麼？動機？目的何在？但我可以確定弟弟不說話，並非來自於焦慮。

很抱歉，在這裡，容許我使用「目的」這兩個字。我主要的用意在於，對於不說話這件事情，是必須要很明確地加以釐清。否則，當孩子今天不說話，是有目的性的，但是，我們卻誤以為是來自於焦慮的選擇性緘默症，而給予相對應的輔導方式。這時，對於當事人本身，絕對不會是一件好事情。

我再次強調，**在教室裡不說話，並不等同於就是選擇性緘默症。除非，緘默這件事情，主要來自於孩子的焦慮。**

假性的選擇性緘默症

當遇見「假性」的選擇性緘默症，這裡的「假性」，我所強調的是，孩子對於說不說話，是自己可以控制，但是，他卻刻意選擇不說話，來迴避在學校被詢問的情況，而非來自於焦慮。

這時，在和當事人對話的時候，我試著讓他了解，「為何在某年某月的某一天，從這個時間點開始，你在教室裡開始不說話了？」在這個過程中，我希望讓當事人自我覺察，為什麼他選擇這麼做，他的想法、目的是什麼。

引導孩子自我覺察自己的所作所為，才有機會讓孩子回到他原本應該開口的狀況。

在這裡，我還是再次強調，如果你發現，眼前這個孩子不說話，是刻意的，而不是來自於內心的焦慮。這時，不做選擇性緘默症的診斷。

緘默的矛盾

有些選擇性緘默症孩子正面臨著一種矛盾，一開始因為焦慮，導致自己在班上不敢開口。在這個過程中，為自己帶來許多的焦慮、難熬，包括老師的不解、同學的誤會，以及自己在班上情緒的壓抑。只是久而久之發現，不說，似乎也讓老師不再過問。這對有些孩子來講，倒也鬆了一口氣。至少，在這個教室裡，他不需要再去擔心老師要求他開口，詢問他問題。因此，也逐漸強化了孩子不開口說話這件事。

當然，孩子的焦慮依然存在。緘默時間一久，自己為什麼不開口，有時連當事人都分不太清楚了。

【新書分享會】

《選擇性緘默症——不說話的孩子》

王意中臨床心理師

2019／12／21（六）

主講人｜王意中（臨床心理師）
主　題｜選擇性緘默症——不說話的孩子
時　間｜3：00PM
地　點｜金石堂信義店5樓龍顏講堂
（台北市大安區信義路二段196號）

洽詢電話｜寶瓶文化：(02)2749-4988

＊免費入場，座位有限

國家圖書館預行編目資料

選擇性緘默症：不說話的孩子／王意中著. ——
初版. ——臺北市；寶瓶文化, 2019. 12
面； 公分, ——（Catcher；97）
ISBN 978-986-406-174-7（平裝）

1. 焦慮症 2. 親職教育
415. 992 108018774

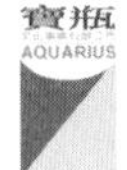

Catcher 097

選擇性緘默症——不說話的孩子

作者／王意中 臨床心理師

發行人／張寶琴
社長兼總編輯／朱亞君
副總編輯／張純玲
資深編輯／丁慧瑋 編輯／林婕伃
美術主編／林慧雯
校對／張純玲・陳佩伶・劉素芬・王意中
營銷部主任／林歆婕 業務專員／林裕翔 企劃專員／李祉萱
財務主任／歐素琪
出版者／寶瓶文化事業股份有限公司
地址／台北市110信義區基隆路一段180號8樓
電話／(02) 27494988 傳真／(02) 27495072
郵政劃撥／19446403 寶瓶文化事業股份有限公司
印刷廠／世和印製企業有限公司
總經銷／大和書報圖書股份有限公司 電話／(02) 89902588
地址／新北市五股工業區五工五路2號 傳真／(02) 22997900
E-mail／aquarius@udngroup.com

著作完成日期／二〇一九年十月
初版一刷日期／二〇一九年十二月
初版二刷日期／二〇一九年十二月四日
ISBN／978-986-406-174-7
定價／三〇〇元

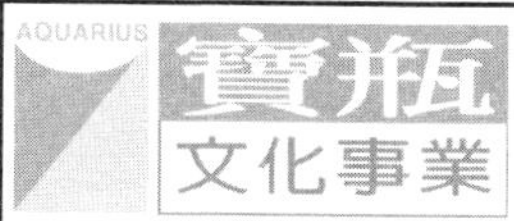

愛書人卡

感謝您熱心的為我們填寫，
對您的意見，我們會認真的加以參考，
希望寶瓶文化推出的每一本書，都能得到您的肯定與永遠的支持。

系列：Catcher 097 **書名：選擇性緘默症——不說話的孩子**

1. 姓名：________ 性別：□男 □女
2. 生日：____年____月____日
3. 教育程度：□大學以上 □大學 □專科 □高中、高職 □高中職以下
4. 職業：________
5. 聯絡地址：________________
   聯絡電話：________ 手機：________
6. E-mail信箱：________________
   □同意 □不同意 免費獲得寶瓶文化叢書訊息
7. 購買日期：____ 年 ____ 月 ____日
8. 您得知本書的管道：□報紙／雜誌 □電視／電台 □親友介紹 □逛書店 □網路
   □傳單／海報 □廣告 □其他
9. 您在哪裡買到本書：□書店，店名________ □劃撥 □現場活動 □贈書
   □網路購書，網站名稱：________ □其他________
10. 對本書的建議：（請填代號 1. 滿意 2. 尚可 3. 再改進，請提供意見）
    內容：________
    封面：________
    編排：________
    其他：________
    綜合意見：________________
11. 希望我們未來出版哪一類的書籍：________________

讓文字與書寫的聲音大鳴大放

寶瓶文化事業股份有限公司

（請沿此虛線剪下）

廣　告　回　函
北區郵政管理局登記
證北台字15345號
免貼郵票

寶瓶文化事業股份有限公司收

110台北市信義區基隆路一段180號8樓

8F,180 KEELUNG RD.,SEC.1,

TAIPEI.(110)TAIWAN R.O.C.

（請沿虛線對折後寄回，或傳真至02-27495072。謝謝）